国家出版基金项目
NATIONAL PUBLICATION FOUNDATION

中医历代名家学术研究丛书

主编 潘桂娟

Academic Research Series of Famous
Doctors of Traditional Chinese
Medicine through the Ages

"十三五"国家重点图书出版规划项目

韩晶杰 编著

冯兆张

全国百佳图书出版单位
中国中医药出版社
·北 京·

图书在版编目（CIP）数据

中医历代名家学术研究丛书.冯兆张 / 潘桂娟主编；
韩晶杰编著 .—北京：中国中医药出版社，2021.12
ISBN 978-7-5132-6705-2

Ⅰ.①中… Ⅱ.①潘… ②韩… Ⅲ.①中医临床—经验—中国—
清代 Ⅳ.① R249.1

中国版本图书馆 CIP 数据核字（2021）第 007782 号

中国中医药出版社出版

北京经济技术开发区科创十三街 31 号院二区 8 号楼
邮政编码 100176
传真 010-64405721
河北品睿印刷有限公司印刷
各地新华书店经销

开本 880×1230 1/32 印张 6 字数 154 千字
2021 年 12 月第 1 版 2021 年 12 月第 1 次印刷
书号 ISBN 978-7-5132-6705-2

定价 49.00 元
网址 www.cptcm.com

服 务 热 线 010-64405510
购 书 热 线 010-89535836
侵 权 打 假 010-64405753

微信服务号 zgzyycbs
微商城网址 https://kdt.im/LIdUGr
官 方 微 博 http://e.weibo.com/cptcm
天猫旗舰店网址 https://zgzyycbs.tmall.com

2005 年国家重点基础研究发展计划（973 计划）课题"中医学理论体系框架结构与内涵研究"（编号：2005CB532503）

2009 年科技部基础性工作专项重点项目"中医药古籍与方志的文献整理"（编号：2009FY120300）子课题"古代医家学术思想与诊疗经验研究"

2013 年国家重点基础研究发展计划（973 计划）项目"中医理论体系框架结构研究"（编号：2013CB532000）

国家中医药管理局重点研究室"中医理论体系结构与内涵研究室"建设规划

"十三五"国家重点图书、音像、电子出版物出版规划（医药卫生）

2021 年度国家出版基金资助项目

项目来源及国家重点图书出版计划

前言

中医理论肇始于《黄帝内经》《难经》，本草学探源于《神农本草经》，辨证论治及方剂学发轫于《伤寒杂病论》。在此基础上，历代医家结合自身的思考与实践，提出独具特色的真知灼见，不断革故鼎新，充实完善，使得中医药学具有系统的知识体系结构、丰富的原创理论内涵、显著的临床诊治疗效、深邃的中国哲学背景和特有的话语表达方式。历代医家本身就是"活"的学术载体，他们刻意研精，探微索隐，华叶递荣，日新其用。因此，中医药学发展的历史进程，始终呈现出一派继承不泥古、发扬不离宗的繁荣景象。

中国中医科学院中医基础理论研究所，自 2008 年起相继依托 2005 年国家重点基础研究发展计划（973 计划）课题"中医学理论体系框架结构与内涵研究"、2009 年科技部基础性工作专项重点项目"中医药古籍与方志的文献整理"子课题"古代医家学术思想与诊疗经验研究"、2013 年国家重点基础研究发展计划（973 计划）项目"中医理论体系框架结构研究"，以及国家中医药管理局重点研究室（中医理论体系结构与内涵研究室）建设规划，联合北京中医药大学等 16 所高等院校及科研和医疗机构的专家、学者，选取历代具有代表性或学术特色突出的医家，系统地阐释与解析其学术思想和诊疗经验，旨在发掘与传承、丰富与完善中医理论，为提升中医师临床实践能力和水平提供参考和借鉴。本套丛书即是由此系列研究阶段性成果总结而成。

综观历史，凡能称之为"大医"者，大都博览群书，学问淹博赅洽，集百家之言，成一家之长。因此，我们以每位医家的内容独立成书，尽可能尊重原著，进行总结、提炼和阐发。本丛书的另一个特点是，将医家特色学术观点与临床实践相印证，尽可能选择一些典型医案，用以说明理论的实践价值，便于临床施用。本丛书列选"'十三五'国家重点图书、音像、电子出版物出版规划""医药卫生"类项目，收载民国及以前共 102 名医家。第一批 61 个分册，已于 2017 年出版。第二批 41 个分册，申报 2021 年国家出版基金项目已获批准，出版在即。

丛书各分册作者，有中医基础和临床学科的资深专家、国家及行业重点学科带头人，也有中青年骨干教师、科研人员和临床医师中的学术骨干，来自全国高等中医药院校、科研机构和临床单位。从学科分布来看，涉及中医基础理论、中医各家学说、中医医史文献、中医经典及中医临床基础、中医临床各学科。全体作者以对中医药事业的拳拳之心，共同努力和无私奉献，历经数年完成了这份艰巨的工作，以实际行动切实履行了"继承好、发展好、利用好"中医药的重大使命。

在完成上述科研项目及丛书撰写、统稿与审订的过程中，研究团队暨编委会和审订委员会全体成员精益求精之心始终如一。在上述科研项目负责人、丛书总主编、中国中医科学院中医基础理论研究所潘桂娟研究员主持下，由常务副主编陈曦副研究员、张宇鹏副研究员及各分题负责人——翟双庆教授、钱会南教授、刘桂荣教授、郑洪新教授、邢玉瑞教授、马淑然教授、文颖娟教授、陆翔教授、杨卫彬研究员、崔为教授、江泳教授、柳亚平副教授、王静波副教授等，以及医史文献专家张效霞教授，分别承担或参与了团队的组织和协调，课题任务书和丛书编写体例的起草、修订和具体组织实施，各单位课题研究任务的落实和分册文稿编写、审订等工作。编委会多次组织工作会议和继续教育项目培训，推进编撰工作进度，确保书稿撰写规范，并组织有关专家对初稿进行审订；最终，由总主编与常务副主编对丛书各分册进行复审、修订和统稿，并与全体作者充分交流，对各分册内容加以补充完善，而始得告成。

2016 年 2 月，国家中医药管理局颁布《关于加强中医理论传承创新的若干意见》，指出要"加强对传承脉络清晰、理论特色鲜明的古代医家的学术思想研究"。2016 年 2 月，国务院颁布《中医药发展战略规划纲要（2016—2030 年）》，强调"全面系统继承历代各家学术理论、流派及学说"。上述项目研究及丛书的编写，是研究团队对国家层面"遵循中医药发展规律，传承精华，守正创新"号召的积极响应，体现了当代中医人敢于担当的勇气和矢志不渝的追求！通过此项全国协作的系统工程，凝聚了中医医史、文献、理论、临床研究的专门人才，培育了一支专业化的学术队伍。

在此衷心感谢中国中医科学院及其所属中医基础理论研究所、中医药信息研究所、研究生院，以及北京中医药大学、陕西中医药大学、山东中医药大学、云南中医药大学、安徽中医药大学、辽宁中医药大学、浙江中医药大学、成都中医药大学、湖南中医药大学、长春中医药大学、黑龙江中医药大学、南京中医药大学、河北中医学院、贵州中医药大学、中日友好医院 16 家科研、教学和医疗单位对此项工作的大力支持！衷心感谢中国中医科学院余瀛鳌研究员、姚乃礼主任医师、曹洪欣教授与北京中医药大学严季澜教授在项目实施和本丛书出版过程中给予的悉心指导与支持！衷心感谢中国中医药出版社有关领导及华中健编辑、芮立新编辑、伊丽萦编辑、鄢洁编辑及丛书编校人员的辛勤付出！

在本丛书即将付梓之际，全体作者感慨万千！希望广大读者透过本丛书，能够概要纵览中医药学术发展之历史脉络，撷取中医理论之精华，承绪千载临床之经验，为中医药学术的振兴和人类卫生保健事业做出应有的贡献！

由于种种原因，书中难免有疏漏之处，敬请读者不吝批评指正，以促进本丛书的不断修订和完善，共同推进中医历代名家学术的继承与发扬！

《中医历代名家学术研究丛书》编委会

2021 年 3 月

凡
例

一、本套丛书选取的医家，为历代具有代表性或特色思想与临床经验者，包括汉代至晋唐医家6名，宋金元医家19名，明代医家24名，清代医家46名，民国医家7名，总计102名。每位医家独立成册，旨在对医家学术思想与诊疗经验等内容进行较为详尽的总结阐发，并进行精要论述。

二、丛书的编写，本着历史、文献、理论研究有机结合的原则，全面解读、系统梳理和深入研究医家原著，适当参考古今有关该医家的各类文献资料，对医家学术思想和诊疗经验加以发掘、梳理、提炼、升华、概括，将其中具有理论意义、实践价值的独特内容阐发出来。

三、丛书在总体框架上，要求结构合理、层次清晰；在内容阐述上，要求概念正确，表述规范，持论公允，论证充分，观点明确，言之有据；在分册体量上，鉴于每个医家的具体情况不同，总体要求控制在10万～20万字。

四、丛书的每一分册的正文结构，分为"生平概述""著作简介""学术思想""临证经验"与"后世影响"五个独立的内容范畴。各分册将拟论述的内容按照逻辑与次序，分门别类地纳入以上五个内容范畴之中。

五、"生平概述"部分，主要包括医家姓名字号、生卒年代、籍贯等基本信息，时代背景、从医经历以及相关问题的考辨等。

六、"著作简介"部分，逐一介绍医家的著作名称（包括现存、已经亡佚又经后人辑复的著作）、卷数、成书年代、主要内容、学术价值等。

七、"学术思想"部分，分为"学术渊源"与"学术特色"两部分进行论述。前者重在阐述医家之家传、师承、私淑（中医经典或前代医家思想对其影响）关系，重点发掘医家学术思想的历史传承与学术渊源；后者主要从独特学术见解、学术成就、学术特点等方面，总结医家的主要学术思想特色。

八、"临证经验"部分，重点考察和论述医家学术著作中的医案、医论、医话，并有选择地收集历代杂文笔记、地方志等材料，从中提炼整理医家临床诊疗的思路与特色，发掘、总结其独到的诊治方法。此外，还根据医家不同情况，以适当方式选录部分反映医家学术思想与临证特色的医案。

九、"后世影响"部分，主要包括"学术影响与历代评价""学派传承（学术传承）""后世发挥"和"国外流传"等内容。其中，对医家的总体评价，重视和体现学术界共识和主流观点，在此基础上，有理有据地阐明新见解。

十、附以"参考文献"，标示引用著作名称及版本。同时，分册编写过程中涉及的期刊与学位论文，以及未经引用但能体现一定研究水准的期刊与学位论文也一并列出，以充分体现对该医家研究的整体状况。

十一、附以丛书全部医家名录，依照时间先后排列，以便查验。

十二、丛书正文标点符号使用，依据中华人民共和国国家标准《标点符号用法》（GB/T 15834—2011）。医家原书中出现的俗字、异体字等一律改为简化正体字，个别不能对应简化字的繁体字酌予保留。

《中医历代名家学术研究丛书》编委会

2021 年 3 月

内容提要

冯兆张，字楚瞻，生于清顺治四年（1647），卒年未详；浙江海盐人，清初著名医家；代表著作为《冯氏锦囊秘录》。冯兆张是温补学派的代表医家之一，其重视命门水火，崇尚温补；临床主张"大小合参"，善用地黄丸；自创"全真一气汤"水中求火法，用于极虚极重之脾肾阴阳两虚证。其对药物在杂证和痘疹中的应用进行合参，并在按语中结合临证经验，阐述对某些药物的运用体会，这方面的内容尤其值得重视。本书内容包括冯兆张的生平概述、著作简介、学术思想、临证经验、后世影响等。

冯兆张，字楚瞻，生于清顺治四年（1647），卒年未详；浙江海盐人，清初著名医家，代表著作为《冯氏锦囊秘录》。冯兆张是温补学派的代表医家之一，其重视命门水火，崇尚温补；临床主张"大小合参"，善用地黄丸；自创"全真一气汤"水中求火法，用于极虚极重之脾肾阴阳两虚证。其对药物在杂证和痘疹中的应用进行合参，并在按语中结合临证经验，阐述对某些药物的运用体会，这方面的内容尤其值得重视。

有关冯兆张的学术研讨论文，以"冯兆张""冯氏锦囊秘录""全真一气汤"为检索词，在中国知网（CNKI）检索到 1963—2013 年间期刊论文的内容主要涉及冯兆张的治学思想、用药特点探讨，以及有关"全真一气汤"的临床运用等。此外，有学位论文 8 篇，主要研究内容为"全真一气汤"的临床与实验研究。还有相关著作 2 部：①南京中医药大学王新华点校的《冯氏锦囊秘录》，在后记中详细介绍了冯兆张的生平、学术思想和医德医风等。②山东中医药大学田思胜主编的《明清名医全书大成·冯兆张医学全书》，书后所附冯兆张医学学术思想研究，是笔者编著本书的重要参考文献之一。

本次整理研究梳理了冯兆张的生平履历，明确其为清初人，确认了其出生的年份。学术思想方面，主要从重视命门水火、崇尚温补思想、主张大小合参、娴熟辨证施治、善用取象类比、重视运气等方面加以整理研究。临证经验部分，介绍其在儿科、内科、妇科、外科应用加味八味丸治疗的病证，并选择相关病案，对其有独到认识的病种进

编写说明

行介绍；着重介绍其自创方剂，有关全真一气汤的来源和应用；系统整理出 30 余首自创方，增加了方义的内容等。

本次整理研究依据的冯兆张著作版本：由田思胜主编、中国中医药出版社 1999 年出版的《明清名医全书大成·冯兆张医学全书》。参考文献，附录于书后。

本书在编写过程中，得到了中国中医科学院潘桂娟研究员、北京中医药大学翟双庆教授的大力支持和指导，在此一并致谢！

衷心感谢参考文献的作者以及支持本项研究的各位同仁！

北京中医药大学　韩晶杰

2021 年 5 月

目
录

冯兆张

生平概述

冯兆张，字楚瞻，生于清顺治四年（1647），卒年未详，浙江海盐人，清初著名医家，代表著作为《冯氏锦囊秘录》。冯兆张是温补学派的代表医家之一，其重视命门水火，崇尚温补；临床主张"大小合参"，善用地黄丸；自创"全真一气汤"水中求火法，用于极虚极重之脾肾阴阳两虚证。其对药物在杂证和痘疹中的应用进行合参，并在按语中结合临证经验，阐述对某些药物的运用体会，这方面的内容尤其值得重视。

一、时代背景

繁荣稳定的社会经济环境，可为医学发展创造良好的条件。中国经济的重心，最早在中华民族的主要发祥地——黄河流域，那里是中国开发最早的地区，人口集中，经济文化发达。到隋唐五代，经济中心开始南移，南宋是中国古代经济重心南移最终完成的阶段。元明时期为持续发展时期。到了清代初期，统治阶级为了缓和社会矛盾，实行休养生息的政策，社会趋于稳定，为医家从事医疗活动和医学研究，提供了稳定的环境和适宜的条件。

浓郁的医学文化氛围，是孕育名医大家的温床。冯兆张是浙江海盐人，海盐作为崧泽文化的发祥地之一，早在五千多年前，境内就有人从事农牧渔猎活动。浙江为我国东南沿海大省，人杰地灵，钟灵毓秀，名家辈出。据文献记载，在中医药发展史上，浙江籍有影响的医家约占四分之一，其中包括"养生学派"的王充、魏伯阳，"医经学派"的马莳、张卿子，"伤寒学派"的朱肱、陶华，"温补学派"的张景岳、赵献可，"养阴学派"的朱丹溪、戴思恭，本草学家日华子、陈藏器，针灸学家王执中、滑寿、高武等，冯兆张也位列其中。冯兆张深深地受到浓郁的医学文化氛围感染，各个学派的学术思想从不同角度对其产生了深刻的影响。其养生理念，体现在却病十法、静功导引等方面。《黄帝内经》和《伤寒杂病论》，是其医学理论与实践的源头。养阴思想的影响，反映在体现"水中求火"的治疗中。注重温补则受到薛己重视脾肾、赵献可强调肾命、张介宾阴阳并重等思想影响。

　　不同的自然地理环境，造就了不同地域人们的体质，造成了疾病发生规律及医药运用等方面的差异。中国南方地势低气温高、北方地势高气温低。如同《素问·五常政大论》所云："东南方，阳也，阳者其精降于下，故右热而左温。西北方，阴也，阴者其精奉于上，故左寒而右凉。"地域上存在的差别，也影响到治疗。由于西北方天气寒冷，其病多外寒而里热，应散其外寒而凉其里热；东南方天气温热，因阳气外泄，故生内寒，所以应收敛其外泄的阳气而温其内寒。《素问·五常政大论》概括为"西北之气散而寒之；东南之气收而温之"。浙江地处东南，人体经常处于阳气发散的状态，机体多呈现阳气不足的倾向，因此有"南医善补"之说。冯兆张地处南方，自然环境可能影响其重视温补思想的形成。

二、生平纪略

　　清顺治四年（1647），冯兆张出生于浙江海盐，家境贫寒。其父亲冯瑞芝，积学端行。冯兆张是家中第三子，七岁时丧父；因体弱多病，十三岁开始遵循母命由儒转医。其勤奋好学，苦读医书，博采诸家精论，精研中医之道，从师访学十余年，行医于两浙，在家乡为百姓解决疾苦，深受患者信任。后游医于天下，甲子部试入都，寄燕地二十余年。其行医经验丰富，疗效确切，入京后常为公卿权贵诊治疾病。由于冯兆张诊治的患者，以身体虚弱的老人和儿童居多，更促进了其在临床上注重温补特点的形成。

（一）生卒考辨

关于冯兆张的生卒年代，未见明确而具体的记载。从现有资料推断，冯兆张出生于清顺治四年（1647），为清代初期的著名医家。据《冯氏锦囊秘录杂证大小合参·卷二十·锦囊治疗方论》记载："张于戊寅年，时年五十一岁，由保定府栾城令韩公署中，治病回都。"其中途遭受意外，身受重伤，生命垂危。事故发生的时间，为清康熙三十七年（1698），在《冯氏锦囊秘录》中记载时年为周岁，故当时年龄为51周岁，因此推断其出生时间为清顺治四年（1647）。而历史学家一般把1644年作为明朝的结束时间，由此可以断定冯兆张为清初医家。田思胜在《冯兆张医学全书》中，也持这一观点，认为冯兆张为清代著名医家。至于其卒年，尚无资料加以考证。

（二）从医经历

从冯兆张学医和从医的经历来看，其上京师前是刻苦学习、积累经验的阶段；到京师后，勤于临床，医术日精；著书立说，传承医学，是其事业辉煌的阶段。

1. 多次往返于京师

冯兆张自甲子部试入都，居留燕地二十余年，多次往返于家乡和京师之间。

《冯氏锦囊秘录》明确记载冯兆张上京师的次数为六次。第一次是在康熙二十二年（1683）"癸亥入都，诊治部主政山西李老先生的足病"，记录了初次入都的时间，将"自甲子部试入都，居留燕地二十余年"提前一年；第二次在康熙二十三年（1684），参加科考"甲子部试入都"，虽未获功名，但也得到公卿赞誉；第三次是康熙二十四年（1685），因母亲去世安葬之事尚未妥善安置，复来于京，"乙丑夏，至京师"；第四次是在康熙二十八年

（1689）"己巳走京师，请谒者相望于路"，在京城医名大震，患者络绎不绝；第五次是在康熙三十四年（1695），即"于乙亥年，因刷印是书，附粮艘北上"；第六次是在康熙四十一年（1702），即"壬午年，复入都门"，再次刻板印刷书籍。

明确返回家乡有两次：第一次，时间大致在康熙二十三年（1684）夏之后，在魏象枢的资助下，为母祝寿而返回家乡。魏象枢（1617—1687），字环溪，号庸斋，晚称寒松老人，山西蔚州（今河北省蔚县，蔚州在康熙三十二年以前属山西省大同府）人。魏象枢为顺治三年进士，选翰林院庶吉士，历任刑科给事中、工科右给事中、刑科左给事中、吏科都给事中、都察院左佥都御史、顺天府尹、大理寺卿、户部侍郎、都察院左都御史、刑部尚书等职。作为言官，敢讲真话；作为能臣，为平定三藩之乱立下大功；作为廉吏，他"誓绝一钱"，甘愿清贫；作为学者，注重真才实学。后人以"好人、清官、学者"六字，对他的一生进行了概括。康熙二十三年（1684），六十七岁的魏象枢以病乞休，康熙帝赐御书"寒松堂"，精确概括了其高风亮节的品格。魏象枢非常欣赏冯兆张，曾赠诗云："慈怀蔼蔼梦依依，喜见儿郎拜职归，此日嫡帏歌大寿，济人千万报春晖。"第二次，在康熙二十五年（1686），冯兆张因自乙丑夏起，在都年余，积劳成疾，且葬亲念切，急于南回，却屡因冗绊未果；八月朔问卜得吉人相遇，本和同之签。恰巧此时，有位赵老先生患虚阳浮越之证，请冯兆张医治，病愈后派人将其送回，并赠诗云："携琴来帝里，朗鉴动公候；肱羡能三折，情方寄一丘；林成杏已满，并在橘堪酬；郊外攀辕遍，飘然未肯留。"吉人天水，是赵先生的名姓，应验了冯兆张得吉人相遇之签，得以返回家乡。至于冯兆张在京居住的时间，其"甲子部试入都，因而寄迹燕地者二十载矣"（《冯氏锦囊秘录痘疹全集·自序》）。序中所言"余丙寅在都年余"，表明其有一年多的时间留在京都，其余具体时间则不详。

2. 进京时医技娴熟

从进京时间上推断，当时冯兆张在医学上已达到相当的造诣，因此能够挟其术以游京师。如其所言："伏念家食维艰，生养死葬大事未举。"说明其进京的主要目的，是为了谋取生计，即来京寻求进一步发展。所谓"己巳走京师，请谒者相望于路"，说明冯兆张的医技高超，得到患者普遍认可。

冯兆张在意外受伤时，依靠自己，针对自身病况，积极自救，得以挽回性命，足以彰显医技。《冯氏锦囊秘录杂证大小合参》卷二十，记载其在戊寅年骑马赶路时被伐倒的大树压倒而受伤，症见"胸骨扇动，腰肤青紫，脊骨压脱其缝，疼如腰斩，下体俱冷，头汗如雨"，生命垂危。其拒绝了外科医生惯用的破血行血治疗的建议，考虑到自己脊缝压脱，下体冷，头汗如雨，元阳下绝上脱，唯图保元续绝求生，急固阳气为主。其以人参一两，炒白术六钱，制附子三钱，煎服，一日两剂；次日早晚，各用八味地黄丸加牛膝、杜仲、五味子各五钱，随进人参、白术、附子煎汤药各一服，赖此药力接续精神。随后，必强进干饼压之。其外伤之处，以猪油代麻油，熬化头发，入十全大补汤，加减煎膏，以乳香、没药收之，外敷。七日之后，气逆少缓；半月之后，始能少寐少言；直至月余始能凭几而坐，七十余天始能两人扶立，其脊脉渐渐接续还原，而脊骨突起半寸，终成痼疾。此次意外虽获得救治，但也影响到他的健康状况，自此精力大减，膝踝时发疼痛。

3. 深厚的国学造诣

据乾隆年间《海盐县·续图经》记载："兆张，国学生，兼游杏圃，著《锦囊》等集。"从上京师的时间推测，冯兆张十三岁开始学医时，仍然坚持学习国学。因此，其康熙二十三年（1684）"甲子部试入都"（《冯氏锦囊秘录痘疹全集·自序》），也证明了冯兆张的国学水平，是名公巨卿"咸以为非医中之，而直以为儒中士"的原因。正是因为冯兆张具有深厚的国学造诣，也为其深入理解医学并著书立说，奠定了扎实的基础。

4. 高尚的医德医风

冯兆张奉母命转儒习医，经过钻研努力，不仅医技精湛，而且在诊治中体现出高尚的医德，可谓医者仁心。如其诊治户科李老先生令郎咳嗽时，患者经他人误治已呈现危证，冯兆张根据证候病机提出应用四逆汤、理中汤温阳救逆，遭到病家的拒绝；作为权宜之计，改用生脉饮加肉桂治疗，但由于药轻证重，未见起效，进一步引起病家的不满。冯兆张考虑到，只有尽力救治才能消除疑虑，如果一味顺从病家的意见，会导致患者死亡，于是毅然决然地按照自己对病证的判断加以施救。在整个治疗过程中，患者不断出现各种状况，引起家人的疑惑和不满，但他意念坚定，一直坚持治疗，直到转危为安。冯兆张坚守治病救人的职责，面对困境时不逃避，体现出其对待患者的诚心。

冯兆张治疗少司马胡老先生之二令郎痘疾时，与另外一个医生的观点不同。冯兆张以患者为重，提出患者痊愈是对方的功劳，如果出现任何闪失，责任则由自己全部承担。在患者家属毫无主见的情况之下，尽心调治，直至患者结痂痊愈，表现出其勇于担当的高尚品格。

根据《冯氏锦囊秘录痘疹全集·巴海序》记载，冯兆张对贫穷空乏而不能延医者，视之尤为加意，予以善药，而不责其酬，反映其善待患者的宽厚仁心。

冯兆张在《冯氏锦囊秘录·附录》中，收载"良医格言"十条，作为自己的行医准则，也对其他从医者有重要的借鉴作用。具体内容如下：

"凡学医，必须参透儒理，儒理一通，学医自易。稍有余间，便将今古名医诸书，手不释卷，一一阐明，融化机变，得之于心，慧之于目，自然应之于手，而无差谬矣。

凡病家请看，当以病势缓急，为赴诊之先后。病势急者，先赴诊之；病势缓者，后赴诊之。勿以富贵贫贱，而诊视便有先后之分，用药复存上下之别。此心一有不诚，难图感格之功效。

凡诊视妇女及孀妇、尼姑，必俟侍者在旁，然后入房观看，既可杜绝自己邪念，复可明白外人嫌疑，习久成自然，品行永勿坏矣。即至诊视娼妓人家，必要存心端正，视如良家子女，不可一毫邪心儿戏，以取不正之名，久获邪淫之报。

凡医者，当时以利物为念，不可任意行乐登山，携酒游玩，片时离寓，倘有暴病求援，宁无负彼倒悬望救之思，误人性命垂危之惨，要知所司何事。谚云：闲戏无益，惟勤有功。

凡遇危迫之病，欲尽人力挽回。此虽美念，然必须先与病家讲明，方可下药；更必璧彼药资，则服药有效，人自知感；如服无效，则疑怨难加于我，我亦自心无愧矣。

凡置备药材，必须重价选买上品；谨察雷公立法，按时虔制收藏；有应依方修合者，有应因病随时加减者，立方细仿古哲至意，勿可杜撰撮合试人。汤散宜近备，丸丹宜预制。庶可随病利济，勿致临用缩手。

凡遇同道之士，切须谦和谨慎，不可轻侮慢人。年尊者恭敬之，有学者师事之，骄傲者逊让之，不及者荐拔之。如此存心，德厚可载福矣。

治病与治家之理实同。凡人不惜元气，斫丧太过，则百病生焉。轻则身体支离，重则有伤性命。治家若不凡有所蓄，随其大小置买产业以为根本，既有恒产，不但可存我之恒心，更可为子孙立恒心矣。若不固根本而尚奢华，馈送往来，求奇好胜，银会酒会，流荡日生，日用不节，肥甘厚奉，轻则无积，重则贫窘。口腹一身爽快，穷苦子孙受亏。况澹泊惜禄，乃长生之术；穷奢极欲，乃促命之基。即祖宗不归罪于我，而我宁无惭愧以见子孙乎！故曰：广求不如俭用，何人不为远虑，直至饥寒无措，悔之已无及矣。

凡诊视贫窘之家，及孤寡茕独，尤宜格外加意。盖富贵者，不愁无人调治；贫贱者，无力延请名师，何妨我施一刻之诚心，他便得一生之命活。至于孝嗣贤妇，因贫致病者，付药之外，量力周给。盖有药而无饮食，同归于死，务必生全，方为仁术；至于游手流荡贫病者，不必怜惜。

凡当道官府延请，尤宜速去诊视。盖富贵者，性急而躁，何苦延缓片时，受彼怨尤轻薄。至于病愈之后，切勿图求匦礼。盖受人赐者常畏人，况富贵之人，喜怒不常，求荣常多受辱；至于说人情，图厚利，尤多变生罪戾，牵涉荡费己财，故清高之术，尤必要立清高之品也。"

综上所述，冯兆张秉持高尚医德，切实做到了医者仁心。其所著《冯氏锦囊秘录》一书，记录了其理论渊源、临床实践、学术创新、思想传承等。其在学术思想上，主张"大小合参"，强调命门的重要性，重视元阴元阳，治疗上崇尚温补；在理论与实践上，以薛己、张景岳、赵献可思想为宗，继承和发扬温补理论，创制全真一气汤，为"温补学派"的代表人物之一。

冯兆张年谱

清顺治四年（1647） 冯兆张出生（《冯氏锦囊秘录杂证大小合参》）。

清顺治十一年（1654） 七岁时丧父（《冯氏锦囊秘录·杂志附录小引》）。

清顺治十七年（1660） 十三岁开始学医（《冯氏锦囊秘录·杂志附录小引》）。

清康熙九年（1670） 学医十年后开始临证，在家乡行医（《冯氏锦囊秘录杂证小大合参·凡例小引》）。

清康熙二十二年（1683） 癸亥入都，诊治部主政山西李老先生的足病，调理月余而愈（《冯氏锦囊秘录杂证小大合参》）。

清康熙二十三年（1684） 甲子部试入都（《冯氏锦囊秘录痘疹全集·自序》《冯氏锦囊秘录杂证大小合参》）。

清康熙二十三年（1684） 治疗浙省朱抚台令婿王府侍卫常公感冒坏证（《冯氏锦囊秘录杂证大小合参》）。

清康熙二十三年（1684） 返回家乡，为母拜寿，"时值先慈八秩寿辰"（《冯氏锦囊秘录·杂志附录小引》）。

清康熙二十三年至二十四年间（1684—1685） 母亲去世，"先慈即世，复来京"（《冯氏锦囊秘录·杂志附录小引》）。

清康熙二十四年（1685） "乙丑夏，至京师"（《冯氏锦囊秘录·序》）。

清康熙二十五年（1686） 丙寅八月朔，治疗赵老先生虚阳浮越之证。随后返回家乡（《冯氏锦囊秘录杂证大小合参》）。

清康熙二十五年（1686） 张士甄为《冯氏锦囊秘录》作序（《冯氏锦囊秘录·序》）。

清康熙二十五年至康熙二十六年间（1686—1687） 寒松老人魏象枢，为《冯氏锦囊秘录》作序（《冯氏锦囊秘录·序》）。

清康熙二十八年（1689） 在京师医名大震，"己巳走京师，请谒者相望于路"（《冯氏锦囊秘录·序》）。

清康熙三十年（1691） 杜立德为《冯氏锦囊秘录》作序（《冯氏锦囊秘录·序》）。

清康熙三十年（1691） 七月十二日，治疗吏部考功司正郎河南张老先生卒倒僵仆（《冯氏锦囊秘录杂证大小合参》）。

清康熙三十一年（1692） 五月，在都治疗冯兆张五儿乾吉痘疹（《冯氏锦囊秘录杂证大小合参》）。

清康熙三十三年（1694） 著作完成。"《杂证小大合参》《痘疹全集》

《内经纂要》《药性合参》，以及女科、外科、脉决诸书，计共二千余篇，凡历三十载而始竣"（《冯氏锦囊秘录·自序》）。

清康熙三十四年（1695） "于乙亥年，因刷印是书，附粮艘北上"（《冯氏锦囊秘录痘疹全集·卷十三》）。

清康熙三十七年（1698） 意外受伤治病回都，遭受意外，腰脊缝压脱（《冯氏锦囊秘录杂证大小合参·卷二十》）。

清康熙四十一年（1702） 再次刻板："壬午年，复入都门，誓成此集"（《冯氏锦囊秘录痘疹全集·凡例》）。

清康熙四十一年（1702） 王缙为《冯氏锦囊秘录》作序（《冯氏锦囊秘录·序》）。

清康熙四十一年（1702） 胡会恩为《冯氏锦囊秘录》作序（《冯氏锦囊秘录痘疹全集·序》）。

清康熙四十一年（1702） 巴海为《冯氏锦囊秘录》作序（《冯氏锦囊秘录痘疹全集·序》）。

清康熙四十一年（1702） 冯兆张为《冯氏锦囊秘录》作自序（《冯氏锦囊秘录痘疹全集·自序》）。

康熙四十一年（1702） 蒋弘道为《冯氏锦囊秘录》作序（《冯氏锦囊秘录痘疹全集·序》）。

清康熙四十五年（1706） 于准为《冯氏锦囊秘录》作序（《冯氏锦囊秘录痘疹全集·序》）。

冯兆张

著作简介

　　《冯氏锦囊秘录》，共计 50 卷。关于成书时间，根据张士甄序言写于清康熙二十五年（1686），寒松老人魏象枢作序于清康熙二十五年至清康熙二十六年间（1686—1687），杜立德序写于清康熙三十年（1691）孟夏推断，当时《冯氏锦囊秘录》书稿已经完成；与写于清康熙三十三年（1694）的《冯氏锦囊秘录·自序》中所言"凡历三十载始竣"相参，表明书稿完成之后，冯兆张又历经几年反复修改，最终于清康熙三十三年（1694）定稿刊刻。历时两年制作活字版印刷，因需求者众多，不断印刷，导致活字版损坏。8 年后，于清康熙四十一年（1702）重新删订，此次制成木板刊印。此刻本字迹清晰，为现存最佳版本。

　　《冯氏锦囊秘录》一书，是将"诸贤之论类分各门，并揣古哲未尽之旨并瘅寐心得之微"编纂而成。此书包括《冯氏锦囊秘录杂证大小合参》《冯氏锦囊秘录痘疹全集》《冯氏锦囊秘录杂证痘疹药性主治合参》3 种医著。其中，《冯氏锦囊秘录杂证大小合参》20 卷，共包括《内经纂要》《杂证大小合参》《脉诀纂要》《女科精要》《外科精要》《治疗方论》6 部专著。因此，《冯氏锦囊秘录》实际上是《内经纂要》《杂证大小合参》《脉诀纂要》《女科精要》《外科精要》《治疗方论》《痘疹全集》《杂症痘疹药性主治合参》8 种医书的合称。

　　现就各书内容特点，简要介绍如下：

一、《内经纂要》

　　《内经纂要》，分上、下两卷。冯兆张编撰此书之目的，如《冯氏锦囊秘录杂证大小合参·凡例》所言《素问》垂训千古，天地阴阳之造化，人身疾病之安危，阐发殆尽，"但卷数繁多，难以统读"。因此，选录、注释《黄帝内经》之论以明医理，"谨将至要，纂列首篇，使学者开卷便得圣贤至理，不难一贯以通及诸书也"。此书内容，系摘录《黄帝内经》51篇原文，进行随文注释而成。其注语切实，简明扼要，通俗易懂。

二、《杂证大小合参》

《杂证大小合参》，共计14卷。详细论述了对生命、疾病的认识，按照人体从头到脚、由表及里的顺序，论述各种疾病的脉证特点、治疗原则等。前两卷为医论内容，包括水火立命论、调护水火论、尊生救本篇、诸病求源论、先天根本论、后天根本论、太极图说、阳水阴水相火真水命门图说等。其中，详论水火立命之基，强弱补泻之用，先天后天、少壮厚薄之分等。强调要在掌握《黄帝内经》之至理的基础上，知晓保养生命真元之理，减少疾病的发生而尽享天年，尽量避免药物的使用。卷三到卷十四，论述新生儿病证，及头、目、耳、鼻、口唇、胸胁、肩背、腰腹腿足诸疾，又及风、寒、暑、湿、燥、火、惊痉、吐泻、伤寒、疟疾、风痨、鼓膈各门诸证，结合《黄帝内经》和后世医家之论，及自己的临证心得详阐医理，论述诊法、辨证及各种杂证的诊治方药，并附有验案。其中，卷十一附有呼吸静功要诀、任督二脉导引秘旨、十二段锦、清心说、玄牝等养生内容。

三、《脉诀纂要》

《脉诀纂要》，仅1卷，以脉象法天立论，论及脉理、脉诊七法、脉形及死脉，并详论脉候辨讹；从"比类以晰其似、对举以别其殊、辩兼至以定名、察平脉以昭治、分六气以测证、按运政以观应、审真脏以知亡"等方面，提出脉诊的要点，对于学习脉诊具有重要的指导意义。

四、《女科精要》

《女科精要》，共计3卷，分月经、经病、崩漏、带下、女科杂证、嗣育、胎前杂证、胎产、产后及产后杂证等10门，详论其证治用药，多有发明。特别对于疗效显著的新定锦囊催生保产万全汤加以详细阐发。

五、《外科精要》

《外科精要》，仅1卷，详论丹毒、痈疽、乳痈、瘰疬瘤、胎毒诸疮等外科治法，并强调痈疽证治以内补温阳为主。记载了治疗痈疽的膏、汤、散、饮、酒、丹、丸各种制剂，及熏、灸、敷等疗法。还记录了骨鲠芒刺咽喉诸方、救急诸方。

六、《治疗方论》

《治疗方论》，仅1卷，记载冯兆张的临床验案，共收录各科病案83例。医案中体现出冯兆张重视温补的思想，用药温和，组方专一真切、不事枝叶的特点。详细论述了"加味八味丸加减"及冯兆张自创新方"养心育脾和肝清肺滋肾补荣益卫膏滋丸方""全真一气汤方"的方论以及应用情况。

七、《痘疹全集》

《痘疹全集》，共计 15 卷。前 4 卷是对痘疹的基本认识，卷二载有 5 篇痘疹药性赋。其中，《节制赋》论述用药宜忌，《权宜赋》论述药味加减，《指南赋》论述常用药主要功用及主治，《金镜赋》论述痘疹不同阶段用药方法，《玉髓药性赋》论述 60 余种药之辨证施用要点。这些临床经验总结，对痘疹用药研究，有较高的参考价值。第五卷至第十卷，从发热、见点、起胀、灌脓、收靥、落痂等方面对痘进行论述。首先汇集古哲见解，随后陈述痘疹不同阶段的夹杂证，并对顺证、险证、逆证进行鉴别，最后附证治吉凶歌括。第十一卷论余毒，第十二卷论述妇科痘疡，第十三卷论述对麻疹的认识，第十四卷汇集前贤治痘诸方 120 余首，第十五卷为痘疹补遗，内容详尽，多有创新。

八、《杂证痘疹药性主治合参》

《杂证痘疹药性主治合参》，共计 12 卷。卷首之《总论诸要》，详细论述了中药的性味、七方十剂及治法等理论，并对中药的生产、收采、加工、贮藏以及煎药服药方法等，一一加以阐述。卷一至卷十二，选取 500 余种药物，从性味、毒性、归经、功效、临床应用等角度，对药物进行系统论述。其中，用于痘疹的常用药达 200 余种，特设"主治痘疹合参"一项，阐述其在痘疹中的应用，阐明痘疹主治合参之依据和经验体会，其见解独特。其治痘之法，初以迅猛峻烈之药，急去新邪；次以宽猛相济，养正祛邪兼顾，末以宽缓，择善药养正。

主要版本有：清康熙三十三年（1694），清康熙活字本，首次刊刻活版，装帧甚繁，止印百册。清康熙四十一年（1702），清康熙壬午刻本，因活字版损坏，重新刊刻，此版字迹清晰，为现存最佳版本。清嘉庆十八年（1813），清嘉庆会成堂本，删减部分序言内容，版式同康熙壬午本，文字上稍有出入。清嘉庆十八年（1813），清嘉庆宏道堂本，删减部分与会成堂本同，版式内容依康熙壬午本。此外，尚有清嘉庆癸酉年集贤堂本、清嘉庆戊寅年大文堂本、清道光壬寅年福文堂本、清咸丰戊午年翼经堂本等。

冯兆张

学术思想

一、学术渊源

冯兆张习医，缘于父亲去世、家境贫寒苦无恒业、自己和母亲均身体欠佳，于是转儒为医，刻苦学习，在医学理论和实践上不断地深入钻研。冯兆张博览群书，集上古、中古、近世群贤诸论，在著作中涉及的诸多医家，都是他学习的良师。其中，特别认同薛立斋、张景岳、赵献可等医家的观点，重视命门真阴真阳，善用温补法。在临床上通过跟师、对照书籍选方用药，临床经验逐步丰富。

（一）溯源经典理论

1. 精研《黄帝内经》理论

（1）专篇注释《素问》原文

《冯氏锦囊秘录杂证大小合参》的卷首为《内经纂要》，选取《素问》51篇原文，加以注释，旨在"使学者开卷便得圣贤至理，不难一贯以通及诸书也"。《黄帝内经》成书之后，曾有历代医家加以注释研究，冯兆张注释的特点是简洁明了，通俗易懂。

（2）根据《黄帝内经》阐释医理

在《冯氏锦囊秘录》中，随处可见引用《黄帝内经》原文阐发医理。例如：在《冯氏锦囊秘录杂证大小合参·卷一·别证论》中，强调诊断的重要性时，引用《素问·六元正纪大论》："知其要者，一言而终。不知其要，流散无穷。"指出在正确诊断的基础上，"治千万种之疾病，总不出乎一理之阴阳"（《冯氏锦囊秘录杂证大小合参·卷一·药论》）。认为在辨证治疗过程中，"脏腑经络既明，标本虚实识透，始由至奇至繁至远之文章，终归最平最纯最近之一理。千变万化，经所谓一言而终也"（《冯氏锦囊秘录杂证大小合参·卷一·论医者病家得失》)。其论述发热的病因病机,引用《素问·调经论》:"邪之生也,或生于阴,或生于阳。生于阳者,得之风雨寒暑;生于阴者,得之饮食居处,阴阳喜怒。"指出导致发热病因不同,故发热的证候与治疗亦各不相同。论述惊风的病因病机时,其选取《素问·至真要大论》病机十九条之"诸躁狂越,皆属于心""诸风掉眩,皆属于肝",指出风非火不动,火非风不发,惊风是因风火相搏而成。由此可见,冯兆张精研《黄帝内经》,有深厚的理论基础和熟练运用理论指导临床实践的能力。

2. 畅达《伤寒论》精义

(1)遵经用伤寒

冯兆张在《冯氏锦囊秘录杂证大小合参》卷首阐明《黄帝内经》之理后,《冯氏锦囊秘录杂证大小合参·卷一·水火立命论》则开宗明义地以水火立命,强调"夫人何以生?生于火也"。又言"人生以火为命之门",而且明确提到"火生于水,亦还藏于水,其藏于水也,其象在坎,一阳陷于二阴之中,而命门立焉",强调生命的存在源于水火。指出单纯重视气血脏腑的不足。其曰:"近世之养生者,并不究其由来,惟知气血,则曰气阳血阴;惟知脏腑,则曰脏阴腑阳。即知水火者,不过离心、坎肾而已。"没有深刻认识到"水火为气血之根,水火为真阴真阳之所"。指出治疗时,"芎、归辛窜,仅可调荣,难补真阴真水;苓、术、甘草,仅可调卫,难补真阳真火;即炮姜、炙草,仅可温中,难到肾经"。提出使用八味地黄丸治疗水火不足之证,认为"其为水火真阴真阳之宝者,惟仲景八味而已"。在《金匮要略》中,八味地黄丸用于治疗脚气上入少腹不仁、虚劳腰痛、男子消渴等病证,虽然病证不同,但病机均为肾阳虚衰,可用同一方剂进行治疗。《素问·阴阳应象大论》曰:"治病必求于本。"本,即阴阳。在各种病证的诊治中,冯兆张均探源求本,化裁使用八味地黄丸,是对经论结合的完美诠释，也是冯兆张重要的学术思想根源。

（2）论伤寒证治

在《冯氏锦囊秘录杂证大小合参·卷一·评伤寒论》中，首先对于《伤寒杂病论》六经病的病因病机进行解析，指出六经病缘于治疗不当引发的系列反应。如指出以发热头痛为主症的太阳病误治，过用发散使津液受损，进而引起口干渴、热势加剧而转为阳明病。其曰："凡有发热头痛，即用古方太阳经药，重加发散，津液耗亡，欲不口干发热，其可得乎？复谓阳明经证见矣。"指出阳明病治疗中采用减少进食的方法，会导致正气乏源，邪气深入，出现胁痛、耳聋的少阳病。其曰："阳明经证见矣。忍饿以虚其里，疏散以虚其表，化源之机既绝，阴道之消烁日深，欲不胁痛、耳聋，其可得乎！复谓少阳经证见矣。"指出黄芩、柴胡和解引邪入里，而引起脾气虚弱的太阴病。其曰："少阳经证见矣。芩、柴和解之剂一投，引邪深入之害实大，以致脾虚气弱，欲不腹满嗌干，其可得乎？复谓太阴经证见矣。"指出使用攻下的方法治疗脾虚所致腹满证，就会出现口干渴、便秘、烦躁等。其曰："太阴经证见矣。重为峻攻其里，脾阴愈耗，欲不口干大渴、便秘、烦躁，其可得乎？复谓少阴经证见矣。"指出少阴病的口干、口渴、烦躁，是由热邪引起，而选用寒凉峻利之品后，出现烦闷、舌卷、囊缩的厥阴病，是肝肾之阴受伤所致。其曰："寒凉峻利之药一投，肝肾之阴愈槁，欲不烦满、舌卷囊缩，其可得乎？尚谓厥阴经证见矣。"指出古人传经等论，只是说明寒邪自阳及阴、由表入里的传变规律。实际上外邪为始病之因，以阴阳本气自病，为继病之实，善为调之适之，才能够达到治疗的目的。如始终将寒邪作为实邪，反复攻逐，结果导致各种状况迭出。探其原因，缘于不究发热的根源，不明"阳强不能密"的经旨。冯兆张针对伤寒发热的机制，提出"发热者，即我身内之火，因正气虚而不能按纳，邪乘虚而激出之，乃阴阳本气反常之变，实非外来之火也"。在治疗过程中，应该"遇客邪一退，脾元虚者，调中以敛阳；阴中水虚者，补水以配火；阴中火虚者，补火以藏原，则故物仍归病斯愈矣"。提出治疗上需注意重汗伤阳、重下伤阴的禁忌。如其所言，"以火为外邪，重汗以亡其阳，阳无归原之力矣；重下以耗其阴，阴无配阳之能矣；复加寒凉峻削，脾元益伤，肌表之浮阳，何能敛纳？"因"火者，生身之始"，"而火为气之祖"，如果人但恶火之为热而清之，结果必然是火去而气亦绝。

在《冯氏锦囊秘录杂证大小合参·卷十·伤寒大小总论合参》中，对虚证伤寒的治法，认为应根据阴阳病机不同而区分。指出："仲景为伤寒之祖，立三百九十七法，脉证之虚寒者，一百有余，定一百十三方，用参者三十，用桂、附者五十余，即东垣、丹溪、节庵，亦有补中益气、回阳返本、温经益元等汤。""合而言之，真知其为阳虚也，则用补中益气汤；真知其为阳虚直中也，则用附子理中汤；真知其为阴虚也，则用六味肾气汤；真知其为阴虚无火也，则用八味肾气汤。其间有似阴似阳之假证也，则用寒因热用之法从之"。针对"寒邪乘虚而直入于三阴之经"证，若"脉洪数无力者，是阴虚而假虚阳上乘也，八味地黄汤加牛膝、五味子主之。六脉沉微无力者，阳虚之真象也，参、术、附、桂之类主之"。基于《伤寒杂病论》的启示，冯兆张重视人参、肉桂、附子在临床上的使用。

以上是冯兆张基于临床证候及其治法，阐述对伤寒六经传变的独特认识和理解。虽为一家之言，但也切合临床实际，对于理解六经病病机有所启示。

（3）论温病郁病

《冯氏锦囊秘录杂证大小合参·卷十·温病郁病论》中，针对各家对冬天感受寒邪伏而后发温病的治疗存有异议的情况，指出温病发生的原因是寒邪郁久化火，火邪耗损肾水所致。其曰："其人素有火者，冬时触冒寒气，虽伤而亦不甚，惟其有火在内，寒亦不能深入，所以不即发。而寒气伏藏于肌肤，自冬至三四月，历时既久，火为寒郁于中亦久，将肾水熬煎枯竭。"提出相应的治法和方药，以滋养肾水，疏肝解郁。还强调曰："盖甲木，阳木也，藉癸水而生。肾水既枯，至此时强木旺，无以为发生滋润之本"，"予以六味地黄滋其水，以柴胡辛凉之药舒其木郁"。这种治疗思路，收到了良好的效果，"随手而应，此方活人者多矣"。

（4）论伤寒夹证

《冯氏锦囊秘录杂证大小合参·卷十·伤寒门夹证诸论》中，对各种伤寒夹证一一加以辨析，特别指出伤寒瘥后出现耳后肿痛是遗毒所致。遗毒的原因，是阴损虚火上冲而非实火热毒。指出："伤寒汗下不彻，余邪结在耳后一寸二三分，或两耳下俱硬肿者，名曰遗毒。"形成的原因"多由于久热伤阴。盖少阳、少阴，阴亏已极，因乃虚火上冲，所以腮颊耳后肿痛也。《经》曰：荣气不从，逆于肉里，乃生痈肿。况耳后方圆一寸，皆属于肾，有何毒之谓欤？"治以滋阴化痰，散郁和肝。选用"如熟地、麦冬、土贝母、生白芍、甘桔、连翘之类，略佐青皮、柴胡少许足已。若尺脉甚弱者，竟用上病疗下之法，投以引火归原之药，则肿不治而自散"。指出"若误认以毒为事而攻之，不惟肿结，愈固而愈甚，必致变生别病而危矣"。

（二）遥承温补学派

1. 汲取温补各家之说

温补学派由薛立斋开创，其针砭崇尚刘河间、朱丹溪清热养阴，滥用寒凉攻下损伤脾胃、克伐肾阳的时弊；赞同张元素的脏腑辨证，及李东垣重视脾胃的学术观点；在临床上重视脾肾，善用温补；常用补中益气汤温补脾胃，以肾气丸和六味地黄丸补养肾命。在特定的历史时期，发展中医学理论，推动了中医学的发展。受薛己、李东垣的影响，张景岳亦重视阳气，强调阳气在人体中的重要作用。如《类经附翼·求正录·大宝论》中，指出"天之大宝，只此一丸红日；人之大宝，只此一息真阳"，在临床上重视温补，维护阳气，以固人有生之气。张景岳十分重视人体正虚为病，基于"阳非有余，阴亦不足"之说，大倡扶正补虚之理。赵献可重视肾水命火，对命门学说大有贡献。赵献可认为，命门为人身之大主，命门在人体生命活动过程中起重要作用；命门在人体生命活动过程中起主要作用者，乃命门内具之相火。其将相火比喻为人体之命门，认为人体五脏六腑之所以能发挥正常作用，同样依赖于命门相火的作用，充分体现出赵献可对命门的重视。临床多应用八味地黄丸与六味地黄丸补真火、真水。冯兆张兼收并蓄薛己重视脾肾、赵献可强调肾命、张介宾阴阳并重的观点，临床上重视脾肾命元，常用温补法取效。

2. 跟师学习理法的应用

冯兆张在其著作中，记载其先师推崇温补法，通过补益命元脾肾来治疗疾病。如《冯氏锦囊秘录杂证大小合参·卷五·方脉泄泻合参》："先师治气暴脱而虚，顿泻不知人，口眼俱闭，呼吸甚微，几欲绝者，急灸气海，饮人参膏十余斤而愈。治忧思太过，脾气结而不能升举，陷入下焦，而成泄泻者，开其郁结，补其脾胃，使谷气升发也。治阴虚而肾不能司禁固之权者，峻补其肾，而闭藏之司得职也。"此为记录其先师通过补益脾肾治疗泄泻的临床经验。还在《冯氏锦囊秘录痘疹全集·卷十三·麻疹门杂证》中记载："何时师治热病者，泛云邪热，日以苦寒为事，岂人身上之热，另有身外之火乎？"此言对于热证的治疗，当慎用苦寒之法，以免苦寒伤阳。其先师的临床经验，影响着冯兆张对医学的认识。

冯兆张秉承薛己、张景岳、赵献可"重脾肾""用温补""益命元"的学术思想，在实践中又受到其师的影响，形成了在临床上重视温补的特色。

二、学术特色 🦩

（一）精研经典理论

冯兆张自十三岁转儒学医，历经十余年，竭志劳神，博览群书，研读《黄帝内经》《难经》《伤寒杂病论》等经典著作，全面学习了内科、妇产科、儿科、痘疹科、外科的重要文献，并对本草、方剂、医案等内容有着深入的体会。通过系统学习，奠定了深厚的中医学理论基础，在著书立说时，体现在对生命、疾病、诊断、治疗、养生的论述中，形成了自己独到的见解。

（二）重视命门水火

《冯氏锦囊秘录杂证大小合参·卷一·水火立命论》里提到："造化以阳为生之根，人生以火为命之门。"《冯氏锦囊秘录杂证大小合参·卷一·调护水火论》也言"天非此火，不能化生万物；人非此火，不能有生"。开宗明义，强调水火立命，认为火为万物之本源。《冯氏锦囊秘录杂证大小合参·卷一·诸病求源论》中，则更加明确地指出"人之有生，初生两肾，渐及脏腑，五脏内备，各得其职，五象外布，而成五官，为筋、为骨、为肌肉皮毛、为耳目口鼻、躯身形骸。然究其源，皆此一点精气神，递变而凝成之也。犹之混沌未分，纯一水也，水之凝成处，为土、为石、为金，皆此一气化源。故水为万物之源，土为万物之母。然无阳则阴无以生，故生人之本，火在水之先也。无阴则阳无以化，故人生之本，水济火之次也"。此言阳生阴长，在生命的形成过程中，阳气尤为重要。

冯兆张接受并推崇赵献可的命门理论，认为"命门即在两肾各一寸五分之间，当一身之中。《易》所谓：一阳陷于二阴之中。《内经》曰：七节之旁有小心是也。名曰命门，是为真君主，乃一身之太极，无形可见，两肾之中，是其安宅也"（《冯氏锦囊秘录杂证大小合参·卷二·内景图说》）。其质疑"两肾俱属水，左为阴水，右为阳水，以右为命门"的说法，认为左肾右命门当指脉诊的脏腑配属关系。

冯兆张指出，命门的功能是通过内藏相火流通三焦而实现的。言命门"其右旁有一小窍，即三焦之窍穴也。三焦者，是其臣使之官，禀命而行，周流于五脏六腑之间而不息，名曰相火。相火者，言如天君无为而治，宰相代天行化。此先天无形之火，与后天有形之心火不同"（《冯氏锦囊秘录杂证大小合参·卷二·内景图说》）。

人之"初生受胎"及出生后的脏腑功能活动，是以命门真火为基础的，命门真火为生命之本。同时，命门真火也是五脏六腑功能活动的动力来源。《冯氏锦囊秘录杂证大小合参·卷二·内景图说》有云："命门无形之火，在两肾有形之中，为黄庭，故曰五脏之真，惟肾为根。人之初生受胎，始于任之兆，惟命门之一点先具，而后有肾，则与命门合，二数备，是以肾有两歧，而命门居其于中也。由是肝、心、脾、肺，相继相生，五脏成而百骸备矣。可见，命门真火者，立命之本，为十二经之主。肾无此则无以作强，而技巧不出矣；膀胱无此，则三焦之气不化，而水道不行矣；脾胃无此，则不能蒸腐水谷，而五味不出矣；肝胆无此，则将军无决断，而谋虑不出矣；大小肠无此，则变化不行，而二便闭矣；心无此，则神明昏，而万事不能应矣。"

冯兆张以"鳌山走马灯"比喻，生动体现出命门对于生命的重要性。其言"譬之元宵之鳌山走马灯，拜者、舞者、飞者、走者，无一不具也，其中间惟是一火耳，火旺则动速，火微则动缓，火熄则寂然不动"（《冯氏锦囊秘录杂证大小合参·卷二·内景图说》）。亦即，命门之火旺盛，则生命力旺盛；命门之火衰微，则生命力低下；命门之火熄灭，则生命停止。

（三）崇尚温补思想

冯兆张兼收温补诸家观点，临证重视温补之法，认为疾病的发生一定存在正气不足的前提。如《冯氏锦囊秘录杂证大小合参·卷四·锦囊觉后篇》："易风为病者，表气素虚；易寒为病者，里气素弱；易热为病者，阴气素衰；易伤食者，脾胃必亏；易劳伤者，中气必损。"治疗应"培元气以匡复之，使正气宣行以逐邪，邪消正复，邪不胜正而自化，化旧生新，客邪顿释于无事之中，正气复生于受伤之际，再加调养，不惟消弭新病，而旧患藉此搜除"。如果治疗失当，误投祛邪之品，就会损伤正气。如其所言，"若猛投狼虎险健恶毒之药，则未逐客邪，先伤正气，正气伤而邪愈固，名为逐邪，实为损正，故贵乎不治之治，无形神圣之用也"。冯兆张主张以正气为本，运用扶正祛邪法可谓得心应手，言此乃"法外求全之法"。在重视正气的基础上，又特别强调"真阳之气"，认为"百病发热，莫不由命火离宫；若火得安位，则百病俱已"。而"寒凉为害之甚而且速，以慎不可轻用误用。至于极虚极危之证，全以救阳为主，盖阳气一分不尽则不死"（《冯氏锦囊秘录杂证大小合参·卷四·锦囊觉后篇》）。

（四）主张大小合参

冯兆张批评某些医家，对"幼科证论，仅讲先天，即所论吐泻惊疳诸证，理浅言略"，而"及至年大而涉后天，虚实盛衰之变，并未讲及。其方脉证论，仅讲后天得失，而先天禀赋厚薄，并不究其由来"（《冯氏锦囊秘录杂证大小合参·凡例》）。冯兆张认为，儿科病证多与后天因素有关，成人的疾病也可能存在先天不足的情况，因此分析病证需要相互参考借鉴。"孩子每多因后天致病，大人亦有因先天受疴，可两不推详，以究其原耶！"（《冯氏锦囊秘录杂证大小合参·凡例》）

在《冯氏锦囊秘录杂证大小合参·凡例》中，冯兆张指出小儿、成人的发病规律和治疗特点。如"小儿易怒伤肝，恣食伤脾。大人穷欲伤肾，多思伤心，郁思伤脾，恼怒伤肝，悲哀伤肺。故书治小儿之法，犹浣衣之去垢者居多，以其所犯，多属标证也。治大人之法，犹植树之培根者居多，以其所犯，多属本证也"。针对小儿亦有因先天怯弱致疾，故参考成人补虚的治法，从本而治；大人亦有因倍食伤胃生病，治以消食导滞。不论何种病证，只要病机相同，就可以相互参照。冯兆张还特别提到治疗儿科疾病的难度，言"盖元神固泄有殊，而脏腑阴阳气血则一，况理由深而得浅易，由浅而究深难。故凡诚心活幼者，必先既行细究幼科诸书，还须以男子方论参看，则遇疑难症候，一目了然"（《冯氏锦囊秘录杂证大小合参·凡例》）。

（五）娴熟辨证施治

1. 大小合参辨析，辨病辨证结合

《冯氏锦囊秘录杂症大小合参》是记录冯兆张临床认识和实践的篇章，对于新生儿病证，及头、目、耳、鼻、口唇、胸胁、肩背、腰腹腿足诸疾，以及风、寒、暑、湿、燥、火、惊痫、吐泻、伤寒、疟疾、风痨、鼓膈各门诸证，逐一加以论述。其中对于疾病的认识，主要是根据临床表现辨证分析加以诊治，同时也反映其辨病施治的倾向。例如：《冯氏锦囊秘录杂证大小合参·卷五·邪崇论》指出，治男子、妇人五种癫痫，无论病程长短，经过各种药物治疗无效，即可使用龙脑安神丸；治痫疾可用郁金丹；治癫痫、惊悸、神不守舍等可用归神丹；治癫痫不问新久，并宜服杨氏家藏五痫丸。此言治癫痫可以辨病选用方药。

2. 善用经典成方，灵活加减变化

冯兆张临床善用经典成方，又善于根据病机和脉证加减化裁。因方剂中的药物增加或减少，功能主治亦会随之产生变化，故使用原则是凭脉证用药。如《冯氏锦囊秘录杂证大小合参·卷一·补药得宜论》："六脉洪大有力者，此真阴不足也，六味地黄汤。右寸更洪更大者，麦味地黄汤。如

洪大而数者……宜六味加五味子、肉桂，助天日之阳光，以逐龙雷之假火。若至弦数、细数，则更系真阴真阳亏损，便当重用六味少加桂、附，以火济火，数既可以，承乃可制，火既制而阴易长矣。"可见其对于方剂的加减是以脉象为重要依据。

又如，其以八味地黄汤加减治疗各种病证。如《冯氏锦囊秘录杂证大小合参·卷五·方脉癫狂合参》中，冯兆张治妇人产后癫疾、头痛，则重用八味地黄汤加牛膝、五味子；若出现牙疼、目病、咽痛诸病证，只要诊见两尺脉弱，久治不效，均用加味八味汤，疗效显著。其治疗中风患者时，见其子腿部肿胀、脉沉细，建议儿子也服用父亲所用之八味地黄汤加牛膝、杜仲，服用后腿暖肿消，恢复正常行走。可见冯兆张擅长运用经典成方的特点。

3. 根据疾病阶段，刚猛柔顺迭进

对于疾病初期病证的治疗，宜以峻猛方药。因此时邪气刚刚侵袭机体，采用疾利之药可将邪气迅速驱离身体。至于疾病中期，病程不长不短，应根据时令特点，针对病情养正祛邪并重，以宽猛相济为法。若疾病已至晚期，人体正气不足，宜以平和药物安养气血，使邪气自去，故遣方用药以宽缓为宜。

4. 社会处境有别，治疗大法相异

社会地位的悬殊，可能造成体质的明显差异，故易患病证以及机体受到损伤的情况是各不相同的。因此，在治疗上应因人而异区别对待。例如："富贵之人，多劳心而中虚，筋柔骨脆；贫贱之人，多劳力而中实，骨劲筋强。富贵者，膏粱自奉，脏腑恒娇；贫贱者，藜藿苟充，脏腑恒固。富贵者，曲房广厦，玄府疏而六淫易客；贫贱者，茅茨陋巷，腠理密而外邪难干；富贵者，纵情极欲，虑远思多，销铄无非心肾之脂膏；贫贱者，少怒寡欲，愿浅易足，所伤无非日生之气血。故富贵之病多从本，贫贱之病每

从标，实有异耳。"(《冯氏锦囊秘录杂症大小合参·卷一·论富贵贫贱之病不同》)

5.根据具体病证，采用不同疗法

中药经煎煮服用，是临床上最常见的用药方法。此外，冯兆张还根据具体病证的治疗需要，采用多种不同的用药方法。如：治眼病用点法、治咽病用含法、治喉病用吹喉法，治大小便不通用脐疗法、蜜导法，治头内如虫蛀响者用纳鼻法、治疗小儿口疮用脚心敷贴法、治瘰疬用外敷法、治囊肿用淋洗法、治反胃用药酒法、治肩臂腿痛用瓦片熨法，还有束指法、坐药法、箍法、茶饮法、灸法、针法、刀法等。其所用疗法极为丰富，而且擅于综合使用。如：治疗司农蒋先生的背疽，药物内服与外敷并用，收效显著；治疗自己的目病，口服八味地黄丸加牛膝、五味子，外用黄连、铜青煎汁外洗眼部，得以痊愈。

（六）善用取象比类

取象比类，是中医学主要的思维方法。冯兆张在其著作中娴熟运用之，以说明元气的作用、脏腑关系、疾病发生机制、药物功效等，生动形象地阐明其重视元气的思想。如：

冯兆张以"鳌山走马灯"为喻，强调命门之火对于生命的重要性。指出"肾无此则无以作强""膀胱无此则三焦之气不化""脾胃无此则不能蒸腐水谷"。《冯氏锦囊秘录杂证大小合参·卷二·内景图说》中论述："譬之元宵之鳌山走马灯，拜者、舞者、飞者、走者，无一不具也，其中间惟是一火耳，火旺则动速，火微则动缓，火熄则寂然不动。"

在说明脏腑关系时，《冯氏锦囊秘录杂症大小合参·卷一·脏腑心肾贵贱论》，将脏与腑的关系喻为一家中的主人和奴婢。言"脏如一家中之上人也，各藏其神魂意魄志，为神明之脏，以运用于上，传注于下，此所谓劳其心者也。腑如一家之中奴婢，快然无知者也，承接上令，各司乃职，溲便糟粕，传运其间，此所谓劳其力者也"。在五脏之中，冯兆张特别重视心肾，其曰："惟心肾两家更劳，犹一家中之主人、主母。"进而，在治疗时根据其地位之不同区别对待，指出："治膏粱者治脏，治藜藿者治腑，而于心肾更为之珍重，则病无不愈。"

对于疾病发生的原因，由于正气不足所致者，"譬诸国内空虚，人民离散，则盗贼蜂起，镇抚为难，若非委任贤智，安靖休养以生息之，未可保其无事也"（《冯氏锦囊秘录杂症大小合参·卷一·调护水火论》）。同时，提出以扶正为主的治疗原则。其具体论及积证形成的病因病机时，指出"积之成也，正气不足，而后邪气踞之。如小人在朝，由君子之衰也"（《冯氏锦囊秘录杂症大小合参·卷十三·积证大小总论合参》）。

冯兆张就四诊合参的重要性指出"夫医之望闻问切四要，犹人之四肢，一肢废，不成其为人，一要缺，不成其为医"（《冯氏锦囊秘录杂症大小合参·卷二·五脏部位气色外见》）。

关于脱证的治疗，冯兆张言："如修理破房，若不先用大木架托梁栋，而妄将斧锯穿凿动摇，能保其房屋不为倾覆，而梁栋不为折裂乎？"（《冯氏锦囊秘录杂症大小合参》卷四《锦囊觉后篇》）故治脱证当重用人参、熟附子、白术力散沉寒，追复元阳。其就世俗所谓"治疗虚极，不可大补，些小调益"的观点，指出如此调治，实难奏效，"何异深沉海底，轻扶一臂之力，以望援溺之功哉！"（《冯氏锦囊秘录杂症大小合参·卷一·尊生救本篇》）冯兆张参考古人立方法度，有是病方下是药，分两多而药味寡。其言如此"譬如劲兵，专走一路，则足以破垒擒王矣"（《冯氏锦囊秘录杂症大小合参·卷一·制方和剂治疗大法》）。体现出其有针对性的组方用药原则。

（七）重视五运六气

《冯氏锦囊秘录杂症大小合参·凡例》中，根据疾病多发年份的不同，提出重视运气的观点。其曰:"天人阴阳一理,故诸疾病,每与运气相符。至于婴儿,离先天不远,神气未固,感触尤宜,故出痘者,必多于子午卯酉年,而病证多应于天符岁值所属,是以内集五运六气于中,幸毋迁视。"这也继承了《黄帝内经》中对医生基本素养的要求。如《素问·六节藏象论》:"不知年之所加,气之盛衰,虚实之所起,不可以为工。"此言作为医生务必要了解运气的变化。

《冯氏锦囊秘录杂证小大合参·卷一·运气论》指出,运气对人的影响是客观存在的。其引用王冰注曰:"苍天布气,尚不越乎五行,人在气中,岂不应乎天道?故随气运阴阳之盛衰,理之自然也。"不过强调在实际应用时,基本原则是灵活变化。指出"运气之理,亦不可泥",又言"善言运气者,随机观变"。认为拘泥于运气,不仅对治疗没有帮助,还可能误导后学者。其介绍了缪仲淳运用运气学说的经验:"必先岁气者,谓此年忽多淫雨,民病多湿,药类用二术,苦寒以燥之,佐以风药,风能胜湿,此即必先岁气之谓也。其云:毋伐天和者,即春夏养阴,秋冬养阳,春夏禁用麻黄、桂枝,秋冬禁用石膏、知母、芩、连、芍药,此即毋伐天和之谓。然尚有舍时从证之时也。谓不明五运六气,检遍方书何济者,正指后人不明五运六气之所以,而误于方册所载,依而用之,动辄成过,则虽检遍方书,亦何益哉!"又言"故宜知之者,以明天气岁气立法之常也;不可执之者,以处天气岁气法外之变也"。

冯兆张

临证经验

冯兆张一生从事临床诊疗，具有丰富的实践经验。其在《冯氏锦囊秘录杂证大小合参》和《冯氏锦囊秘录痘疹合参》两书中，汇集古今方论，结合自己的认识，对临床各科病证，从概念、病因病机、临床表现、诊治等方面，条分缕析地进行阐述，自创了大量的有效方剂。其中，全真一气汤最是其得意之作。同时，《冯氏锦囊秘录杂证痘疹药性主治合参》中，对诸药在杂证和痘疹中的应用进行合参，也提出了许多独到的见解。

一、病证诊治

冯兆张在辨治疾病时，结合古人的认识，就疾病的临床表现、病因病机、鉴别诊断、治则治法、方药等，详略得当地进行阐述，对认识独到之处一一标明。

冯兆张注重水火立命，对临床多见的由于摄养不慎，损伤阴精，阴虚阳亢，所致上焦发热，咳嗽生痰，迫血吐衄，头痛烦躁，胸前骨痛，口干口苦，五心烦热，潮热骨蒸，小便短赤等病证；以及阴精受损，孤阳不能独旺，进而阳亦虚衰，出现饮食不化，泄泻无度，丹田不暖，筋骨无力，梦遗精滑，眩晕自汗，猝倒僵仆等各种病证，认真分析，加以论述。因此，冯兆张的诊治范围，涉及内、外、妇、儿各科，尤重儿科。以下就儿科、内科、妇科、外科、痘疹科诊治特点，加以介绍。

（一）儿科

虽前人有言"宁治十男子，莫治一妇人；宁治十妇人，莫治一小儿"，但冯兆张凭其高超的医术，在治疗儿科病证时，能够体会到得心应手之乐，口不能言之妙。

冯兆张重视儿科。如:《冯氏锦囊秘录杂证大小合参》卷三中,集中论述包括脐风、胎黄、囟陷等儿科的病名、病机及证治,后附以方药以供临床参考。对大人、小儿同患的病证,如发热、呕吐、泄泻等,则首先介绍儿科证治,标明幼科发热、小儿疳证,或在病证后附有儿科字样,后述成人证治。《冯氏锦囊秘录痘疹合集》则主论儿科痘疹证治。

冯兆张重视儿科的原因,一是出于儿科诊治的困难性。患病儿童见到生人就会声啼色变;安静或活动之状态不同,脉象会随之发生明显变化;且不能清楚地表述自己的疾病痛苦。四诊若不能正常进行,则影响诊察结果,需要医家细心详查,对医者是一种考验。二是当时儿科理论及临床水平有限,世上流传的幼科书籍,多言辞简略,理论浅显,对于疾病本质的认识含混不清。如果单纯墨守上古幼科浅略方论而加以治疗,"犹灌溉树木者,不顾根本而惟润饰枝叶,则欲望其生长,未之有也"(《冯氏锦囊秘录杂证大小合参·卷三·敬陈纂集大小合参意》)。当时,临床上认为小儿多不节饮食,所致病证宜重用消磨;或认为儿童为纯阳之体,故随意使用寒苦之品的现象,引起冯兆张的高度关注。冯兆张由此考虑到:若因循守旧,只看到眼前暂时的疗效,却为将来留下更大的隐患。如能"求源探本为治,靡不响应合宜,既能挽回此代赤子元气于后天,便是培植后代赤子元气于先天"(《冯氏锦囊秘录杂证大小合参·卷三·敬陈纂集大小合参意》),影响将是巨大的。

对于小儿为纯阳之体,冯兆张有自己的见解。其言"纯阳,原非谓阳气有余之论,特稚阳耳。稚阳之阳,其阳几何? 使阳本非实,而误用寒凉,则阴既不足,又伐其阳,多致阴阳两败,脾肾俱伤,又将何所依赖而望其生长耶?"(《冯氏锦囊秘录杂证大小合参·卷五·慢脾风》)。既然纯阳并非阳气太过,只是少阳,因此冯兆张治小儿病证重视温补,求源探本而治,避免使用寒凉药物。

1. 小儿发热

发热是小儿的常见病证，同时也是多种病证的共同表现。冯兆张基于水火立命之论而重视发热，指出发热缘于自身阳气外现，治疗当慎用寒凉，需求本而治。

（1）病因病机

冯兆张认为，小儿气禀纯阳，血气壅实，因此脏腑功能略有失调，阴阳气血异常变化，就会导致气血壅盛，郁而化热，透达于外而发热。

（2）临床表现

发热的症状多种多样。冯兆张根据症状特点，从脏腑角度加以分析。指出"肝热则颊赤目直，手寻衣领，拘挛善惊，两眼赤痛；心热则烦叫唇鲜，上窜咬牙，虚痛志乱，口内生疮，小便赤肿；肺热则喘急不息，大便秘结，手捏眉口，鼻塞毛焦；脾热则口流涎沫，目黄肚大，啮齿好瞑；心脾合热，则重舌木舌；胃热则口气作臭；肾热则耵耳多脓，流臭不已，下窜畏明；五脏蕴蓄风热毒气，则面赤如绯，五心烦热，四肢温壮，目涩多渴"。同时，还结合面部望诊阐述脏腑病位。指出："凡病热而左脸先赤，是肝受热也。右脸先赤，是肺受热也。额上先赤，是心受热也。颐间先赤，是肾受热也。鼻上先赤，是脾受热也。"根据身热之部位，判断内脏病变之部位。如"胃居脐上，胃热则脐以上热；肠居脐下，肠热则脐以下热；肝胆居胁，肝胆热则胁亦热；肺居胸背，肺热则胸背亦热；肾居腰，肾热则腰亦热"（《冯氏锦囊秘录杂证大小合参·卷四·幼科发热证论》）。

其根据发热轻重区分表里病位。言"发热者，轻重不同，有所谓翕翕发热者，若合羽所覆，明其热在外而属表""所谓蒸蒸发者，似熏蒸之蒸，明其热在内而属里，乃阳气下陷而入阴中也"（《冯氏锦囊秘录杂证大小合参·卷四·幼科发热证论》）。此外，还论及疳热、风热、膈热、胎热、夜热、客热、寒热、血热、惊热、食热、积热、烦热、虚热、癖热、疫毒热、夜热、温壮热、伏热、荣热、卫热等，阐明不同发热病证的特点，为临床辨识热证提供指南。

（3）治则治法

小儿热证的治疗以寒凉清热和解表发散为主。五脏热邪盛，以苦味之品寒凉清热；风寒束表，阳气怫郁，治以解表发散；邪热在里的蒸蒸发热，治以下法；气不归元，阳浮于外之热，治以和胃气；阴血虚发热治宜养血益阴；气虚发热治宜补气。

冯兆张提出，在治疗发热时应避免单纯使用寒凉之品。因为发热是自身之火外现，必须探求根本原因加以治疗，不可纯用寒凉药物，再次伤及自身阳气。

（4）成方选用

治小儿时气瘟疫，头痛发热，用升麻葛根汤；治小儿感冒发热，用人参前胡汤。

案例

一李宅令郎八岁，病热旬余，散发和解，苦寒之剂，俱备尝而皆不效，势日危笃。延余视之，形肉枯槁，牙齿堆垢，厚而焦黑，唇舌燥裂，耳聋目盲，遍体疼痛，壮热无汗，谵语烦躁，及诊其脉，沉微欲脱，阴寒之脉也。余曰：此釜底无火，锅盖干燥之象，上之假热，由于下之真寒也。乃重用人参、熟地，少加附子壮水益火之剂，重培阴中之水火。服后而热退，至夜半而思食，次日其脉更虚，但神气稍觉清爽。乃倍进前药三四剂后，燥槁之势日消，困顿之势日减，饮食渐长，精神渐生，危笃沉疴，不十剂而痊愈。

——《冯氏锦囊秘录杂证大小合参》

按语：冯兆张诊病重视脉象，患儿脉沉微欲脱，暴露出疾病的真寒本质，据此分析病机属下焦阳虚有寒，上焦燥热之象，是由虚阳浮越在外所致。故治疗上宜水火并重。

2. 急惊风

急惊风是儿科常见的急重病证，以抽搐、昏迷为主要表现，具有发病急、变化快、病情严重的特点，是由风火相煽所致。

（1）病因病机

冯兆张认为，由于小儿"阳常有余，阴常不足"的体质特点，故易于生热，热盛则生风、生痰、生惊。加上饮食不节，外感寒邪，致痰涎壅塞，郁滞熏蒸，内有食热，外感风邪，心家热盛则生惊，肝家风盛则发搐，肝风心火，二脏交争，痰生于脾，风生于肝，惊出于心，热出于肺。此病往往累及多脏，主要因惊、风、痰、热而发病。

（2）临床表现

急惊风发作时，出现的抽搐遍及全身各处，归结为搐、搦、掣、颤、反、引、窜、视八候。搐为肘臂伸缩，由肝风引发。搦为十指开合，或握拳。掣为肩头相扑，或连身跳起。颤表现在头、身、手足、口目，偏动不止。反为身仰向后，势如反张。引为臂如挽弓。窜为直目似怒，有上窜下窜之分。视为引睛视左视右的表现。兼有三焦烦闷，狂叫频频，睡卧不宁，牙关紧闭，便坚壮热，喉有锯声等症。

（3）治则治法

治疗原则为截风化痰，凉脏镇惊。由于小儿体质阳常有余，易于生热；热盛化风、热邪炼液则成痰，邪气扰神则致惊。因而，冯兆张提出，治疗急惊风的步骤是：解热—豁痰—利惊—治风。重在清热，无热则痰息，无痰则惊散，无惊则风去，风去则搐止。如《冯氏锦囊秘录杂证大小合参·卷五·小儿急慢惊风》所云："治搐先于截风，搐者，肝家有风，其筋不舒转而致，风去而搐自止也。治风先于利惊，惊在则热炽，热炽则生风，惊散而风自已也。治惊先于豁痰，痰塞气壅，则百脉凝滞，惊何由而散也？治痰先于解热，盖痰非火不升，热退而痰自息也。"

在治疗过程，牛黄、脑麝、朱砂镇惊之品避免单独使用，以免邪气入内而加重病情。

（4）成方选用

治疗小儿惊风，用疏肝清心的抱龙丸、镇心利痰解热的消惊丸。

案例

都门海岱门外黄宅一婴儿，甫及五月，忽发抽掣瘛疭，角弓反张，一夜五次，遇发则二便并出，额汗如雨，势甚危急。延余视之，亡阳之势俱备矣。询其由，乃因常生重舌，屡服五福化毒丹，服后必泻数次即愈。殊不知虚阳肆进苦寒，脾阳下元亏极，肝木无养，挟火上乘，脾土益伤，虚风乃发。令以人参、白术各一钱，熟附四分，三味煎服，服后安然静睡。下午复发，随服随安。病家见药之效，乃每日早进一服，精神日长，其病竟瘳。

——《冯氏锦囊秘录杂证大小合参》

按语：冯兆张重视问诊，详细了解了发病过程。患儿因经常发生重舌，不断服食五福化毒丹，由于大量使用苦寒之品，导致脾阳下元极度亏虚，肝木失养，挟火上乘，脾土益伤，虚风乃发，表现出亡阳之势。故以参附剂回阳救逆，治疗及时准确，疗效显著。提示医家不可因小儿纯阳之体而擅用苦寒，当在诊断明确的基础上施治。

3. 五痫

五痫，包括惊痫、风痫、食痫、癫痫、尸痫。冯兆张认为，五痫是由于先天元气不足而发生的严重疾病，应当坚持长期服用河车丸、八味地黄丸、十全汤等，方能奏效。《冯氏锦囊秘录杂证大小合参·卷五·论五痫》中论述了痫证的病因病机及辨证施治。

（1）病因病机

因小儿血气不敛，神志未全，感受内外邪气，均可致病。包括"有风邪所伤；有惊怪所触；有浣衣夜露，纯雌落羽所污；有乳哺失节，停滞结癖于经络而气不通"等诸种因素。

（2）临床表现

冯兆张采用脏腑分证论述痫证。"一曰惊痫（俗名羊痫），惊痫者，心证也。其状神魂恍惚，叫号大震，面赤目瞪，吐舌露齿，心下烦躁，其脉洪紧。二曰风痫（俗名犬痫），风痫者，肝证也。直目上窜，手足拳挛，或作抽掣，屈指如计数，痰热壅上，唇面皆青，其脉洪弦。三曰食痫（俗名牛痫），食痫者，脾证也。胸膈胀闷，面色痿黄，眼睛直视，四肢不收，其脉浮缓。四曰癫痫（俗名鸡痫），癫痫者，肺证也。面如枯骨，口吐涎沫，目白反视，心神昏乱，躁狂摇动，其脉微沉。五曰尸痫（俗名猪痫），尸痫者，肾证也。面黑而晦，振目视人，口吐清沫，不动如尸，其脉则沉。"

痫证有先兆症状值得注意，表现为：痰热，胸膈烦闷，不欲乳哺，昏睡不安，常作惊悸。通过仔细观察，及时加以正确处理，可以减轻发病。

（3）治则治法

冯兆张根据阴阳寒热、脏腑虚实，对痫证采取不同的治则。惊痫病性属阳，因邪气在心，血滞于窍，积惊成痫，以通行心经，调平心血，顺气化痰为治。风痫也属阳证，或因汗出脱衣，风邪乘虚而入，出现抽掣，治疗当首先考虑散风。食痫同属阳证，因恣意进食，没有节制；或乳哺失调，停滞宿秽，结成乳癖，脾胃损伤，不能消化五谷，可见大便酸臭，先寒后热，首先宜消食养脾，再加定痫方剂治疗。癫痫、尸痫病性为阴，治疗难度大，避免使用寒凉药。

在痫证发作早期，还可采用放血之法处理。如"其痫初发，观其耳后高骨，必现青纹，纷纷如线，急与抓破出血，令儿啼叫数声，使得气通为妙"(《冯氏锦囊秘录杂证大小合参·卷五·论五痫》)。

因五痫本于先天不足，故避免滥用克伐或清热化痰药，以防进一步损伤元气。

（4）成方选用

可选用河车丸、八味地黄丸、十全大补汤，坚持长期服用。

案例

金姓一令郎，年十四而患痫病，群医不效，针灸继之，消痰镇坠之品备尝尽矣。其发更频而更甚，乃延余治。诊其脉洪弦有力，惟两尺则弱，此阴道亏极，孤阳无敛，火性上炎，僵仆诸候乃发，理所然也。若用消痰镇坠之饵，不几更耗阴分乎？乃令空心淡盐汤吞加味八味丸四五钱，以使真阴藏纳。然阳无阴敛，何能久藏？火无水制，难免浮越。随以重浊大料壮水之剂继之，以助主蛰封藏之势，则水火得其所矣。下午乃服调补气血养心清肺和肝之膏滋一丸。如是调理两月，精神倍长，痫症不治而愈矣。故曰：治病必求其本，今将丸、煎、膏三方具后。

加味八味丸方：熟地黄一斤，山药四两，牡丹皮四两，白茯苓三两，山茱肉四两，泽泻二两，五味子二两，牛膝三两，肉桂一两五钱，制附子一两五钱为末，用熟地捣烂入药，加炼蜜，杵好，集群手丸，晒干。

煎方：大熟地一两，丹参一钱五分，麦冬三钱，生白芍二钱，茯苓一钱五分，丹皮一钱五分，远志一钱二分，牛膝三钱，五味子六分，水二盏，灯心十根，莲子十粒去心、衣，煎八分，温和服于八味丸后。

膏滋丸方：酸枣仁四两，当归身三两，怀熟地八两，金石斛二两，白芍药三两，制麦冬三两，牛膝二两，制远志肉二两。先以建莲肉一斤，去心、衣，煎取浓汁三十余碗，去渣，入前药在内，煎取头汁，二汁去渣，熬成极浓膏滋，入后药收成大丸。拣人参三两，研极细，白茯神四两，研极细，白茯苓三两，研极细。以上收入前膏滋内，丸成大丸，每枚重四钱，下午食远，白汤化下一丸。

——《冯氏锦囊秘录杂证大小合参》

按语： 患者因阴虚阳亢，火性上炎，引发僵仆等病证。早晨先空腹以淡盐汤吞加味八味丸藏纳真阳，病势得以控制后，改服重浊大剂壮水之品继续治疗，以助主蛰封藏之势，则水火安于其位。晚饭后服用调补气血养心清肺和肝之膏滋丸。本案大补元气，调补气血，证治合拍故收效，体现求本而治的原则。

4. 风证

风者百病之长，善行而数变，可侵袭人体不同部位而引发各种病证。

（1）临床表现

冯兆张采用脏腑分证的方法，对风证进行区分。如"肝中风，则踞坐而举头不得，左胁疼痛，筋脉挛急，头目眴动，上视多怒。心中风，则但能仰卧，倾侧不能，发热失音，其舌焦赤。脾中风，则腹满身黄，唇黄踞坐，四肢不收，皮肉眴动。肺中风，则偃卧胸满，喘息咳嗽，燥闷汗出，目能视人，口不能言。肾中风，则踞坐面浮，腰脊痛引少腹，风入颔颊之间，则口歪而牙紧"。另外，根据因邪气侵袭而发病的部位，补充风证的具体证候。如"风客咽喉，而出声之窍塞而失音。风与气搏，则气被痰隔而出锯声。搏于筋脉，因寒则拘急挛通而脉浮紧，因热则弛缓不随而脉浮洪"（《冯氏锦囊秘录杂证大小合参·卷八·风门》）。详细地阐述了风证临床表现的多样性和复杂性，利于医者准确辨识。

（2）治则治法

根据病情及证候病机，选用汗、吐、下三法。轻浮在表者宜汗法，沉实于里者宜泄法，上焦促急者宜吐邪外出。注意治疗应以理气为先，不可单纯服用风药，唯恐邪气猖獗，若营卫之气运行通畅，则可祛除风邪。

（3）成方选用

可以选用通关散、稀涎散。

案例

一汪姓儿，年九岁，因惊痫屡发抽掣，语言不清，势甚危笃，来请余治。按其脉坚弦，久而无力。询其由，乃曰：痘后未久，因跣足园中走动，忽脚面浮肿。疑其外染草露之毒，乃服清凉解毒数剂，渐肿至腿，以为水肿，乃服五子五皮饮数剂，忽一日僵卧卒倒，乃成惊痫之疾矣。余曰：此非惊痫，乃痘后气血大虚，所以脚肿；误服清凉，乃肿至腿；复加渗利削伐，所以虚火上乘，无故卒倒，犹大人中风证也。惟宜峻补气血，调益中气，佐以舒经活络之药，乃用当归、白术、芍药、煨天麻、熟地黄、茯苓、牛膝、金银花、秦艽、熟附子之类。三四剂后，其势稍缓。乃以前方冲人参汤，调理一月而愈。

——《冯氏锦囊秘录杂证大小合参》

按语：此案体现出了冯兆张的诊断水平。首先排除惊痫，为正确诊断治疗奠定了基础。冯兆张认为，患者痘疹愈后，身体气血大虚，故出现脚肿；因误服清凉，使病情加重，肿胀发展到腿部；加之渗利削伐，导致虚火上乘而突然倒地，类似于大人之中风。治疗只需峻补气血，调益中气，佐以疏经活络之药，控制病势后，加人参大补元气调理而愈。

5. 喘证

喘证以呼吸困难，甚则张口抬肩，鼻翼煽动，不能平卧为主要临床特征。

（1）病因病机

冯兆张将喘证分为虚、实两端。实喘，多因过食肥甘厚味或者护理失当，导致痰热壅肺，肺气上逆所致。虚喘，有久病及肾或先天禀赋不足，而致肾不纳气的机制。

（2）临床表现

冯兆张将喘证分为虚、实两端。实喘，症见胸部胀闷，上气喘逆，咽中阻塞感，呕吐，自汗，寸脉沉实。虚喘，症见气短，呼吸少气，两胁胀满，左尺大而虚等，属肾虚。

（3）治则治法

喘证宜分标本而治。一般情况下，喘证早期发作，多由外因引发，宜从标治。喘证经久不愈，伴随各种兼证，主要涉及肺脾两脏，不是肺病及脾，就是脾肺两虚，多从本治。还可考虑先用劫药一二服平喘，待症状缓解后，"有痰从痰治，有火宜治火"，即针对病因病机治疗。

临床上喘与胀常相互影响。冯兆张根据喘与胀发作之先后，提出清肺实脾分主次。喘由肺气上逆而成，胀由脾不制水所致。若肺受邪而喘，则失降下之令，以致水溢皮肤而生肿满，喘为本，肿为标，治宜清金降气为主，兼行水。先喘而后胀，以肺为主。另一种情况，是先胀而后喘，责之于脾。脾主肌肉，恶湿克水。若脾虚不能制水，则水湿妄行，外侵肌肉，内壅溢上，因肺气不得下降而喘乃生，此是肿为本、喘为标，治当实脾行水为主，兼清金。若识证不清，治疗失当，则影响疗效。

（4）成方选用

治小儿肺胃俱寒，涎喘气急者，宜人参宁肺汤；治肺郁痰喘，宜清化丸。

案例

一朱姓儿，三岁，哮喘大作，声闻邻里，二三日不止，身热汗出。一医投以滚痰丸利之，下泻二三次，其势更甚，六脉洪数，胸胁扇动，扶肚抬肩，旦夕无宁刻，粒米不能食，头汗如雨，数日不寐，势甚危迫，乃延余治。余曰：误矣。夫声出于气喉，连喘数日，下元已伤矣。今以峻利药，从食喉下之，伐及无辜，下元更虚极矣。所以有扶肚抬肩，恶候来也。令以人参、麦冬各一钱，五味子七粒，肉桂三分，水煎温服，一日二剂，服后而哮声顿减。至夜复作，次日往视，余曰：此气少复，而阴未有以配之也。乃以八味之加牛膝、麦冬、五味子者，内熟地，每剂五六钱，桂、附，每剂各四分，水煎冷服，午前午后各一剂。服后而竟熟睡，醒来饮食大进，其声悉止。次日往视，喘热俱已。但劳力运动，喘声微有，此未还元之故也。以生脉饮调理三四日，精神全复。

——《冯氏锦囊秘录杂证大小合参·卷十二·论哮》

按语：本案中，冯兆张探本求源治疗哮喘。患儿喘证发作多日，下元已伤。他医使用峻利药后，致使病情加重，下元虚损更为明显。故急以生脉饮加肉桂益气回阳，待病情缓解，以八味地黄加牛膝、麦冬、五味子滋阴扶阳，使病情稳定。最后，以生脉饮调理善后。整个治疗过程，正确区别标本缓急，分阶段用药而收功。

6. 痢疾

痢疾，是由于脾胃虚弱，加之饮食不节，七情内伤，肠胃怫郁，气血有伤，酿成脓血而成，以下利赤白脓血、腹痛、里急后重为特点的病证。

（1）病因病机

冯兆张认为，痢疾发病分缓急，病因有内外之别。痢疾急性发作，有以下五种情况：有因饮食冷热不调，脾胃受损而发病；有因感受暑邪而发病；有因风寒相感而发；有因吐泻失调而成；有因误食毒物冷物加之情绪惊恐而得。久痢包括七种情况，"有因食积日久而成者；有因气虚夹寒而成者；有因脾气久伤不能统血而下血者；有因湿热伤脾而成者；有因阳气下陷，积乘脾败而成者；有因膏粱炙煿太过，燥热蕴积者；有因疫气时行，秽毒相感者"（《冯氏锦囊秘录杂证大小合参·卷十三·儿科痢疾》）。

（2）临床表现

痢疾的证候比较复杂，冯兆张根据颜色将其分为八种："曰冷、曰热、曰疳、曰惊、曰冷热不调、曰休息、曰濊痢、曰蛊毒。其冷痢色白，热痢色赤；疳痢黄白下无时度；惊痢青色；冷热不调之痢，赤白之色相兼；休息痢粪黑而如鱼肠，愈而复作；濊痢肚大停积而又下，饮食不为肌肤，气臭而大便闭涩；蛊毒痢则下紫黑。"（《冯氏锦囊秘录杂证大小合参·卷十三·儿科痢疾》）

（3）治则治法

治疗痢疾，必分别寒热虚实，实热宜清，虚寒当温。根据不同主症，选用相应治法。如"后重则宜下，肠痛则宜和，身重则除湿，脉弦则去风，脓血稠枯，则以重剂竭之，身冷自汗，以毒药温之，风邪内缩宜汗之，鹜溏为利当温之，在外者发之，在里者下之，在上而未成积者涌之，在下而已成痢者竭之，表热者内疏之，小便涩者分利之，盛者和之，去者送之，至者止之"（《冯氏锦囊秘录杂证大小合参·卷十三·儿科痢疾》）。

冯兆张对于因胃口热甚，或疫气秽毒，传入脏腑，毒气上冲引起的禁口痢，使用黄连、石莲肉、忍冬花之类，以通心解毒。后重若因肺气郁于大肠，治以开宣肺气，实热者攻下，气虚者升提，血虚者调和。

冯兆张注重根据年龄体质差异区别治疗痢疾。衰老弱幼，元气不足，体质虚弱，宜和血行气，和血则便脓自愈，行气则后重自除。壮实精盛之人，疾病初起可使用下法；一至五日邪去以后，若脾胃渐虚，以消导升散行气和血治疗。病程长，体质虚，治以滋补气血，收涩滑脱。

（4）成方选用

下痢赤白，里急后重，选用香连丸；湿热痢疾，选用芍药汤。

案例

山西翰院冯先生二令孙，滑泄半载，肌肉瘦削，脾胃之药，备尝无效，乃出余视。余曰：久痢不已，脾胃之中气固虚，而肾家之下元更虚，闭藏之司失职矣。当勿事脾而事肾可也。亦以八味丸，用人参炒老米，同煎汤化服，当自愈也。幸以余言是诺，照法服之，不一月而痊愈。

——《冯氏锦囊秘录杂证大小合参》

按语：冯兆张认为，此患者久痢未愈，不仅脾胃中气虚衰，而且肾元更虚，进而影响闭藏功能。治疗重在补肾，用人参老米汤化服八味地黄丸，将药引入脾肾两脏以升阳止泻。其重视药引子所发挥的作用，也体现出八味地黄丸的不同用法。

7. 小便不通

小便不通是指小便排出困难，量少点滴而出，严重则见小便闭塞不通的病症。

（1）病因病机

由于气虚、气秘、血虚、痰、热等因素，影响水液在体内的代谢，而出现小便不通。

（2）治则治法

针对上述病机，提出相应治则治法：气虚用人参、黄芪、升麻益气；血虚则用四物汤补血；有痰则用二陈汤化痰；有热则用八正散清热；气秘则用陈皮、香附行气理气，煎汤服用后，再用煎渣探吐，使清升而浊自降。若阳气虚，而患小便短少及癃闭，可用独参汤大补元气，求本而治，不加通利药物；若因痰隔中焦，气滞于下而小便不通，用二陈汤，加木香、乌药以行气化痰。

《素问·灵兰秘典论》曰："膀胱者，州都之官，津液藏焉，气化则能出矣。""三焦者，决渎之官，水道出焉。"冯兆张据此提出自己的认识："膀胱但能藏水，必待三焦之气化，方能出水。"进而从调治三焦提出治疗小便不利的方药："有服附子热药太过，消尽肺阴，气所不化，用黄连解毒而通者。有中焦气不升降，为寒所隔，服附子而小便自通者。有用茯苓陈皮甘草汤，送下木香、沉香末而通者，此皆气化之验也"。（《冯氏锦囊秘录杂证

大小合参·卷十四·方脉小便不通合参》）

另外，还根据渴与不渴，区分在气在血的治法。若渴而小便不利，属上焦气分，治以清肺或补脾的间接治法。若不渴而小便不利，则属下焦血分，提出真阴虚以六味地黄丸补肾水，真阳虚以八味地黄丸温阳。

（3）成方选用

膀胱气化失常，选用五苓散。心肾有热，选用蒲黄散。

案例

少司农王老先生孙女，年十三岁，因小便不通甚危，而延余治，时当初夏也。细问其故，二三岁间，乳母恐其溺床，切切醒戒，由是梦寐之中，以出小便为紧务，刻刻在心。数年以来，日中七八次，夜中七八次，习以为常，渐有似淋非淋之象，年来益甚。伊外祖颇知医道，以导赤利水之药投之。初服少应，久则反剧，点滴不通，故延余治。诊其脉，六脉洪数，久按无神，乃知梦寐惊恃，勉强小便，心肾久虚，又加常服利水之药，真阴益槁，五脏既涸，津液何生？虽有气化之至，徒增胀闷之端。余以八味汤加麦冬、五味子，取秋气降白露生之意也。每剂熟地重用二两，连进二剂，使重浊以滋五内之滋腴，为小便之张本；再进其渣，以探吐之，取其上窍既开，下窍自通，果连便数次而愈。不意失于调理，一月之后，正当盛暑，而其证复发，伊外祖悉以前进地黄汤二剂服之，其渣亦令探吐。岂期药后不惟不效，初只少腹胀闷欲绝，一吐之后，连胸膈胀闷难堪矣。余曰：前者时当初暑，气伤未甚，况暴病未久，神气未衰，故所患者只五脏滋腴不足，即以补五脏滋腴之药，济之足矣。今时当盛夏，气伤已甚，况日夜胀闷不堪，睡卧饮食俱废，汗多心跳，精力甚疲，虽有滋水良药，苦无中气运行，岂能济乎？但六脉洪大而空，中枯极矣。二剂浊补滋腴之本，断不可少，然必继助中气以流动，则中焦气得升降，前药始能运行，乃令连服加减八味汤二剂，果上下胀闷益甚，乃以人参一两，附子三钱，浓煎一盅，温和服之，少顷自胸次以至小腹，辘辘有声，小便连行数次而愈。

——《冯氏锦囊秘录杂证大小合参》

按语：该患儿时护理不当，长期小便不利，以利尿为治，阴精受损，从本补肾而效。且病发时节不同，机体状态随之发生改变，便不可执方用药。初暑只需滋补五脏之阴，盛夏则在补滋腴之本基础上，用人参、附子助中气以流动，小便通利而愈。

（二）内科

1. 发热

由于操劳过度、情志过极、饮食不节、房事劳倦、感受外邪等原因，影响人体阳气，可导致发热。

（1）病因病机

冯兆张从外感、内伤，区分发热的病因病机。外感发热：伤寒，冬令寒冷之日受邪，即时发病。冬温之病，非其时而有其病。冬季本应寒冷，气候反常偏温而发病。时行寒疫，时节本应温暖，却反寒为病。天行温疫热病，多发于春夏之间，天地之疠气流行，具有极强的传染性。内伤发热：饮食劳倦，内伤元气，真阳下陷，内生虚热；或劳心好色，内伤真阴，阳气偏胜，阴虚火旺。又提出需注意夏月伤暑之病和因时暑热而感寒的区别。夏月伤暑，虽属外感，却类内伤，元气为热所伤宜补；因时暑热，过食冷物以伤其内，或过取凉风以伤其外之病，治宜辛热解表，或辛温理中，则与伤寒治法类似。

（2）临床表现

冯兆张依据脉象、证候特点，鉴别发热之虚、实。若"人迎脉大于气口为外感；气口脉大于人迎为内伤。浮数为外热，沉数为内热；浮大有力为外热，沉大有力为内热；浮大无力为虚，沉细有力为实。脉紧恶寒谓之伤寒，脉缓恶风谓之伤风，脉盛壮热谓之伤热，脉虚身热谓之伤暑。热而精神不倦，能言有力者为实；精神倦怠，懒言无力者为虚。初按则热，久按不热者，是里阳浮表也，为虚；初按则热，久按愈热者，是里热彻表也，为实。壮热时常不减，头足身体一样火烙者，为实；如乍热乍减，头热足冷者，此无根之火，浮越在表在上也，为虚。口干饮冷而多者为实，口干饮汤而少者为虚。身壮热而脉沉细，及极大极数，按之乍大乍小者为虚；身微热而脉洪数不改者为实。身热无汗，二便闭涩者为实；身热有汗，二便通调者为虚。有表而热属表，无表而热属里"（《冯氏锦囊秘录杂证大小合参·卷四·方脉发热证论合参》）。

（3）治则治法

冯兆张依据前人经验，从外感、内伤两方面，概括发热的治则。如：伤寒伤风及寒疫则用张仲景法，温病热病及温疫则用刘河间法，气虚则用李东垣法，阴虚则用朱丹溪法。

（4）成方选用

热客经络，肌热痰喘者，用人参柴胡散；虚劳烦热者，用鳖甲地黄汤。

案例

铨部谈老先生，候选而病于贵老师许御史寓，病热数日，神困脉微，乃劳伤发热也。一医以为伤寒，投以发散，禁其饮食，日甚危笃，来招余视。按其脉，弦缓无力，非伤寒也。乃先以浓粥汤半碗进之。先生曰：香美甚甘。饮后目亦顿觉清亮，然许老先生勿知也。余急归寓，私以归脾汤进服，令薄粥以继之，三四日后，神气顿复。

——《冯氏锦囊秘录杂证大小合参》

按语：伤寒发热，节制饮食，患者却因此克削饿死。此患者发热为劳伤所致，前医用药发散加之禁其饮食，导致气血消减。冯兆张首先恢复其饮食，再以归脾汤甘温补益，使得患者精神恢复。此提示顾护胃气在治疗疾病中的重要性。

2. 痫病

痫病是一种发作性神志异常的疾病，特征为突然倒地，昏不知人，口中作声，移时苏醒。

（1）病因病机

痫病主要由痰火所致。冯氏强调情志失调和饮食不节是痫病的发病原因。受到惊吓则神不守舍，舍空则痰涎壅滞，或者饮食失节，脾胃损伤，痰饮内停，以致痰迷心窍而发病。

（2）临床表现

患者主要表现为突然倒地，昏不知人，甚而瘛疭抽掣，目上视，或口眼㖞斜，口中作声，移时苏醒，将清醒时口吐涎沫，醒后又可复发，时作时止，反复发作。

（3）治则治法

痫病的发生，主要由痰火所致，病性属实，因此治法以祛邪为主，清化痰热。若有顽痰胶固，邪停上焦，必先用吐。"其高者，因而越之。"吐后再用青黛柴胡龙荟丸之类平肝。若痰邪所在位置在里，亦要用泄下之法。另外，在缓解期，因为痫病还存在先天元气不足的基础，故应长期服用河车丸、八味地黄丸、十全大补汤等。

痫病本为痰热所致，宜用辛寒之剂，却用附子，冯兆张就此阐释："盖痫乃痰瘀结于心胸之间，每遇火动则发，非附子热性走而不守，则焉能流通结滞，开散顽痰乎！"其利用附子辛热的特点，促进痰邪的开散，但需要注意选择相应的适应证。"此从治之法，乃劫剂也，不得已而用之。""辛热之药，只宜施之于肥白多痰之人，用诸药而不效者。若夫黑瘦多火之人，不宜用也。"（《冯氏锦囊秘录杂证大小合参·卷五·方脉痫病合参》）

3. 痉病

痉病是由于气虚血虚夹痰火所致全身抽搐的病证，多见于津液耗伤之后。

（1）病因病机

痉病的发生，多见于伤寒汗下过多、疮疡发汗、产后过汗等。因血汗同源，汗液妄泄无度，致血虚不能濡养筋脉而发病。

（2）治则治法

痉病的治疗，当补气血而兼散痰火。用十全大补汤补益气血，少佐附子开散痰结，通过补卫养荣，潜消内起之风火，不治风火而痉病自愈。

痉病是由于病后或汗后血虚不能濡养筋脉出现的通身抽搐，因此要慎用风药。如果误认为风证而单纯使用风药，风药性燥，会加重病情。《玉匮密钥》曰："休治风，休治燥，治了火时风燥了。"火为风燥产生的根源，能治其火，则散风润燥而止痉。

（3）成方选用

可选用补益气血的黄芪汤、当归散。

4. 癫狂

癫、狂、痫均属神志类病证，在中医古籍中大多合篇记载。但是痫病归于五脏，癫病属心，诊治不同。冯兆张将易于鉴别的痫病另立篇章论述，在《冯氏锦囊秘录杂证大小合参·卷五·方脉癫狂合参》中论述癫狂证治。

（1）狂证证治

狂证表现为：突然发作，猖狂刚暴，如伤寒阳明大实，发狂骂詈，不避亲疏，甚则登高而歌，弃衣而走，逾墙上屋，非常力所能，或与人言未尝见之事，如有邪依附。病性属阳。

狂为痰火盛实，宜用大吐大下祛除痰热。阳厥强怒者以铁落饮平肝降气，以大承气汤峻下热结，为临床所常用。"因心血不足，神无所依，神志先虚，神明变乱者，宜补不宜泻。又提出情志失调影响魂魄而狂的不同治法："悲哀伤魂而狂，当用温药补魂之阳，仲景地黄汤之类。喜药伤魄而狂，当用凉药补魄之阴，即辰砂、郁金、白矾之类。"

（2）癫证证治

癫证为心血不足，痰结于胸而致。表现为：或狂或愚，或歌或笑，或悲或泣，如醉如痴，言语有头无尾，秽洁不知，积年累月不愈，欲呼为失心风，此属心血不足，志愿不遂者有之。属于阴证。

癫证治疗当镇心神，开痰结。以祛痰为要，通过吐痰而就高越之、镇坠痰而从高抑之或内消其痰邪三种途径除痰，或随风寒暑湿之法轻剂发散，疏通头部经脉。心经有热则清心除热。其认为春季为治疗癫疾的最佳时节，入夏自安，宜加用补助心气之药。

（3）成方选用

治痰迷心窍时作癫狂的控涎丹，治心经邪热狂语的牛黄泻心汤。

案例

旗下张宅一妇人，产后两月，忽患癫疾，久发不愈，或连日不食，或一食倍进，或数日不寐，或间宿不寐，其脉乍洪乍小，左寸两尺常弱，消痰镇心安神之药，遍投莫效。余思诸躁狂扰，火之病也。二阴一阳，火之原也。主智闭藏，肾之用也。产后未久，少阴虚也。乃以八味汤加牛膝、五味子大剂冷服，其所食鸭肉猪肘之类，悉入肉桂同煮食之，如是调治数日，乃一日稍轻，一日如故，乃心脾亦不足，故主信而为病也。朝服加味八味汤，晚服归脾汤去黄芪、木香，加白芍、麦冬、五味子、肉桂。服后渐安，月余痊愈。

——《冯氏锦囊秘录杂证大小合参·卷五·方脉癫狂合参》

按语：冯兆张从产后阴虚生热分析病机。认为小热为病，壮水足以制之，即正治；大热为病，火势猖狂，亢之则害，承之乃制，宜从治之法，采用冷服法治疗而收效。

5. 伤食

伤食是指由于摄入的食物不能正常消化，出现腹胀，不思饮食，嗳气的病证。

（1）病因病机

伤食的发生，有饮食不节、情志失调等因素。由于食物摄入过量或食用寒凉之物，导致脾胃运化停滞；郁怒忧抑伤脾不思饮食，脾胃虚衰，虽食少而不能化所致。

（2）临床表现

伤食的症状，为胸膈痞塞，恶食噫气，如败卵臭，身热头汗出，掌中倍热，见食憎恶，伴有头痛发热，但身不痛，脉右手气口紧盛。

（3）治则治法

伤食因于脾弱且饮食不节，故治以消滞健脾之法。进食过量而食积者，以消积化食为主；进食量少而不能消化者，补益脾胃。若积滞消去，而脾胃功能尚未恢复，治以六君子汤加以调养。枳术丸乃张元素为伤食者设，方用枳实一两、白术二两，补药多于消药，先补而后消，保护胃气，但不可常服。包括平胃散、太平丸、保和丸、肥儿丸之类，山楂、神曲、麦芽等药物，均要考虑适应证，避免过用，损伤脾胃。如情志不节，郁怒伤脾，也会导致伤食，治以行气调中。

冯兆张治疗伤食，分上焦、中焦、下焦论治。上焦采用吐法，"治之在上者，因而越之，瓜蒂散之类"；中焦采用消法，"中者消化，神曲、麦芽、山楂、三棱、广茂之类"；下焦采用泻法，"在下者，引而竭之，硝石、巴豆、牵牛、甘遂之类"，寒积用巴豆感应丸，热积必用大黄承气汤。

体质差异者，冯兆张宗李东垣之法，对膏粱子弟、禀赋不足者伤食，选用李东垣的调中益气、补中益气汤加减。根据所伤食物种类不同，区别对待。若因寒物损伤，方中加热药，如干姜、肉桂之类；若因热物损伤，加黄连之类；若过食肉食，加山楂数粒；若酒食过度，加葛花。

（4）成方选用

健脾消痞，选用枳术丸；治寒积，选用巴豆感应丸。

6.呕吐

呕吐是由于胃失和降，胃气上逆所引起的食物不下而反出的病证。

（1）病因病机

呕吐的病因病机，有胃中有热，膈上有痰；有久病作呕，胃虚不纳谷；有痰停中焦，食不得下；有气逆而致呕；有寒气郁于胃口；有气滞心肺之分，新食不得下而反出；有胃中有火与痰而呕。总之，是由于实邪阻隔或胃气虚弱，胃气上逆而呕。

（2）治则治法

冯兆张补充了三焦呕吐的内容和治法。认为上焦实热，治以清利热邪；中焦有停滞，行消导之法；虚极头晕作吐者，用补益之法；下焦虚寒，水谷不受者，宜温补。强调对于下焦虚寒者，温补之治法不可少。

生姜是治疗呕吐的圣药，治疗上应该辨证用药。胃虚，用参、术补胃；伤于寒，宜二陈汤加丁香十粒，甚则附子理中汤，并须冷服，取反佐之意；热呕宜二陈汤加姜炒黄连、炒黑栀子、炙枇杷叶、竹茹、干葛、生姜，入芦根汁服，如果闻谷气而呕，服药也呕，脉洪者，加芦根汁以治其热；面赤，口干，头痛，恶心，烦躁不宁，属酒毒者，以二陈加姜炒黄连、栀子、苏叶、葛根热服；吐蛔者当以治蛔为主，或加川椒以伏之，或加乌梅以安之；吐酸水或绿水，脉弦急出寸口，属肝火逆上，以二陈汤加吴茱萸、炒黄连、柴胡之类。

在治疗中需注意，呕吐耗伤津液，用药宜慎。冯兆张认为，呕吐耗伤人体津液出现的口渴，不能误认为是火热之病而用寒凉之品。故用药需谨慎，主张食养。如《冯氏锦囊秘录杂证·大小合参·卷五·方脉呕吐合参》

所言，"盖谷气久虚，胸中虚热，发而呕哕，但得五谷之阴以和之"。如果用辛温香燥之品，则愈增燥热。如果用带有刺激性气味的药物，则胃弱难受。"忌服瓜蒌、杏仁、莱菔子、山栀、苏子，一切有油之药，皆能犯胃作吐，惟于丸药中，带香热行散不妨。"由此可推断，呕吐患者除不应用有油之药物外，饮食上也应以清淡为主。因油腻之品有阻滞胃气之嫌，故应禁忌。

（3）成方选用

治脾胃虚热呕吐，选用人参安胃汤；治胃虚呕吐，选用大半夏汤。

7. 泄泻

泄泻是指大便次数增多，便质稀薄，甚则泻出呈水样的病证。

（1）病因病机

感受外邪，饮食所伤，色欲过度，情志忿怒，是泄泻的发生的病因。冯兆张将泄泻的病因，分为湿、火、寒、虚、痰、食等。亦即，因水湿内停、气虚不摄、火邪下迫、痰积、食积而致泄泻。在明确湿、火、寒、虚、痰、食六证的基础上，又从三虚论述，三虚即脾虚、肾虚、肝虚。脾虚者，饮食伤脾，不能运化；肾虚者，色欲伤肾，不能闭藏；肝虚者，忿怒伤肝，木邪克土，均可导致泄泻。其中，肾泄、肝泄，发病者少，主要以脾泄居多。因为人每日必须饮食，必有所伤，易致泄泻。

（2）治则治法

泄泻的治则，以渗湿燥脾为主。水湿所致泄泻，不伴有腹痛者，宜燥渗利湿；饮食入胃即泻或完谷不化者是气虚，宜温补。腹痛，肠鸣泄泻，痛一阵，泻一阵，属火，宜清利湿热。时泻时止，或多或少，是痰积，宜利湿化痰。腹痛甚而泻，泻后痛减者，是食积，宜消食积。实者，宜攻下。如脾泻已久，大肠不禁者，宜收敛固涩。下陷者，宜升提止泄。泄泻的病位在脾胃，李东垣所著《脾胃论》中，治泄泻专以补中益气汤升提清气为主。冯兆张重视从肾论治泄泻。有关肾泄的治疗，在《伤寒论》就已论及。下焦泄泻，误治在中焦，病情未能控制。如《冯氏锦囊秘录杂证大小合参·卷五·方脉泄泻合参》"下利不止，医以理中汤与之，下利加剧。理中者，理中焦也。此利在下焦，当以理下焦法则愈矣。"冯兆张跟随先师学习治肾泻之法，也是峻补其肾。其曰："治阴虚而肾不能司禁固之权者，峻补其肾，而闭藏之司得职也。"而且，古方有椒附丸、五味子散，皆治肾泄之神方。因此，冯兆张临床惯用八味地黄丸去丹皮，加补骨脂、菟丝子、五味子，用山药糊丸，以补真阴真阳，则肾中之水火既济，而开阖之权得职，命门之火旺，火能生土，强健脾胃。

在服药时间上，为充分发挥药效，冯兆张提出增加服药次数的方法。"凡每早大泻一行，若只空心服热药亦无效，须于夜食前，再一服方妙。盖暖药虽平旦服之，至夜药力已尽，无以敌一夜阴寒之气耳。"平旦服、夜食前服，是中药常规的早、晚分服的方法。冯兆张在此文中，明确提出了"药力已尽"的原因，说明他十分关注药效持续的时间。

（3）成方选用

治脾肾虚寒者，选用四神丸；治日久冷泻者，选用香茸丸。

案例

余友金绍老，因晨泻不已而就诊。按其脉，两寸关俱沉弱无力，两尺沉微更甚。余曰：少年得此，不惟晨泻小病难愈，更恐嗣育之间，多女少男矣。适伊许世兄偶至，亦索余诊，其脉亦然，各道并连生数女而无子，余令以八味去丹皮、泽泻，加补骨脂三两、菟丝子四两、五味子二两，早晚食前各服五钱。两友并即制服，半载之后，俱各生子。

——《冯氏锦囊秘录杂证大小合参》

按语： 本案辨为肾泻，用加减八味丸温补肾阳，以固涩止泻。冯兆张强调少年之人患病，会影响嗣育，子代多女少男。恰逢伊许世兄前来求诊，述说自己连生数女而无子的情况，两人服用相同的药物，半年之后，均生子。

8.头痛

头痛在《黄帝内经》中，称为"脑风""首风""头风"，至于头痛与头风，并非两种不同的病证，区别在于新久去留。病变部位浅，发病时间短者，名头痛，其痛突然发生，容易消散，恢复健康。病变部位深，病程长者，名头风，其痛时作时止，愈后再遇诱因，即可复发。《冯氏锦囊秘录杂证大小合参·卷六·头痛头风大小总论合参》中，论述了头痛的证候与治疗。

（1）病因病机

风、寒、湿、热、火、痰，及气虚血虚，食郁疮毒，都能损伤经脉而发生头痛，其中属痰者居多。

（2）临床表现

冯兆张主要从邪正、病位等方面辨治头痛。从邪正而言，有实痛、虚痛、风痛、热痛、湿痛、痰痛、寒痛、气虚痛、血虚痛等类型。若邪气稽留，脉满而气血乱，则痛甚，此实痛；寒湿所侵，真气虚弱，虽不相搏成热，然邪客于脉外，则血泣脉寒，卷缩紧急，外引小络而痛，得温则止，此虚痛；因风痛者，抽掣恶风；因热痛者，烦心恶热；因湿痛者，头重而天阴转甚；因痰痛者，昏重而欲吐不休；因寒痛者，绌急而恶寒战栗；气虚痛者，恶劳动，其脉大；血虚痛者，善惊惕，其脉芤。分经辨识则有太阳头痛、少阳头痛、阳明头痛、太阴头痛、少阴头痛、厥阴头痛等。伤于太阳则在后；阳明在额，挟鼻与齿；少阳两角；厥阴属颠顶，而多吐涎；太阴头痛，必有痰；少阴头痛，足寒而气逆；还有厥头痛、久头痛等。

（3）治则治法

分经用药：太阳头痛，川芎、羌活、独活、麻黄之类为主；少阳头痛，柴胡黄芩为主；阳明头痛，以升麻、葛根、石膏、白芷为主；太阴头痛，以苍术、半夏、南星为主；少阴头痛，麻黄细辛附子汤主之；厥阴头项痛，以吴茱萸汤主之。

针对虚性头痛的治法：血虚头痛，以当归、川芎润风燥。气虚头痛，以人参、黄芪升清阳。气血俱虚头痛，调中益气汤，内加川芎三分，蔓荆子二分，细辛二分。肾虚头痛，由相火上冲，气逆上行，痛不可忍，用补中汤加川芎、当归，或姜附理中汤。

根据疼痛部位的治法：巅顶痛甚，加藁本、酒炒升麻、柴胡。偏头痛者，少阳相火。有痰者多，在左属风属火，多血虚，宜薄荷、荆芥、川芎、当归；在右属痰，属热，多气虚，宜苍术、半夏、酒芩为主。若属湿痰，川芎、南星、苍术为主。

针对外因的相应治法：感冒头痛者，宜防风、羌活、藁本、白芷。风热在上之头痛，宜天麻、蔓荆子、台芎、酒制黄芩。感受大寒厥逆头痛者，治以羌活附子汤。

治疗头痛还要结合体质因素。平人头痛，属火与痰者多。若肥人多是湿痰，二陈加苍术；人瘦多是血虚与火，用酒炒黄芩、黄连、荆芥、防风、薄荷、川芎、当归。

对于久头痛，强调郁热病机，采用从治之法，以泻火凉血为主，佐以辛温散表。冯兆张善于从本治疗头痛。认为头痛、头风的病机，属机体清阳之气不足，精华之血虚损，气血不能交会、卫护头部，以致浊阴外邪侵犯。若从疏散清理外邪入手，只能暂时取效，反而加重气血亏虚，随即发病或病势加剧，因此重用八味地黄汤，加牛膝、五味子，食前早晚服之，使浊阴降，真阴生，雷火熄，真火藏，上下整肃，头病既痊，精充神旺。

（4）成方选用

治风热头痛，选用菊花散；治气虚头痛，选用顺气和中汤；治血虚头痛，选用白归汤。

9. 眩晕

眩言其黑，晕言其转，眩晕是指头晕眼前发黑的病证。轻者闭目即止，重者如坐舟车，旋转不定，不能站立。

（1）病因病机

《冯氏锦囊秘录杂证大小合参·卷六·方脉头眩晕合参》提到："头眩之证，多生于痰，中风之渐也。"可见眩晕由痰引发，并且是中风的基础。又指出："虽曰无痰不能作眩，亦本于气血虚，而后痰火因之，风以感入于脑，故助痰火而作眩晕。"此言眩晕的发作，痰邪为重要因素，机体气血不足为病本。病机为上实下虚，下虚为血与气不足，上实为痰火泛上。

（2）治则治法

眩晕的治疗原则：急则治痰火，缓则补元气。根据不同的证候，确立相应治法。寒痰、湿痰作眩，多由于外感寒湿，或内伤生冷而致，治以散寒除湿化痰。热痰、风痰作眩，多由于外感风暑，或因内动七情，七情郁而生痰，痰因火动，随气上厥而致，治以祛风清热化痰。气虚眩晕，由于脾虚，不能进食；或因胃弱呕吐泄泻而致，补气为主。还有淫欲过度，肾不纳气，气逆而上，治以补肾纳气。血虚眩晕，男子多因吐血下血，女子多因崩中产后，肝血不藏，血液妄行而致眩晕，治以补血为主。另外，眩晕发作剧烈，病情严重，采用大黄酒炒为末，茶汤调下的急救方法。其他原发病伴随眩晕，以治疗原发病为主，随原发病好转，眩晕亦止。

（3）成方选用

治疗寒湿眩晕，选用芎术除眩汤；治气虚眩晕，选用固本理眩汤；治风痰眩晕，选用白附子丸。

10. 目病

《冯氏锦囊秘录杂证大小合参·卷六·方脉目病合参》中涉及多种目病，冯兆张对目疾的痛苦，有切身的感受。其幼年时因过度用眼，出现眼睛发红、视物不清。年长而知医，不断思考，参透机理，总结出治疗之法。热者以六味地黄汤补其真阴，寒者以八味地黄汤补其真阳，则阴阳自复，复能合德而为精明之用。其患眼病，不仅治愈了自己的眼病，还总结出治眼的方法帮助他人，不论老幼男女，产后痘后，均达到理想的效果。

（1）病因病机

目病的发生与用眼过度关系最为密切，也有内因的基础。《灵枢·大惑论》"五脏六腑之精气，皆上注于目而为之精"，提示脏腑功能失调可引起目病。肾主藏精，强调肾虚致目病的病机。如肾气虚、脑髓枯槁所致哭而无泪，水精不足所致目之红肿赤痛，火精不足所致青目内障，精散所致视歧，肾气弱所致视物不明等。还涉及心经有热、肝阴不足、脾胃虚弱等。

冯兆张提到，形体胖瘦与眼病有一定关系。如体肥气盛，风热上行，则目昏涩，由胸中浊气上行所致；若瘦人眼痛，多是由血少血热所致。根眼据病发生的季节分析，春夏多属肝肾亏虚，内有郁火。若治疗失当，服治目疾凉药过多，则损伤阳气，久之眼渐昏弱，乍明乍暗，不能视物。突发失明者，阳亡已极，而阴邪充斥，则病情危重。

（2）临床表现

《冯氏锦囊秘录杂证大小合参·卷六·方脉目病合参》中，提到目病的各种临床表现：肾气虚、脑髓枯槁所致哭而无泪，水精不足所致目之红肿赤痛，火精不足所致青目内障，还有泣涕久而目盲，精散的视歧，热则筋纵的目闭不开等各种病证。

（3）治则治法

冯兆张从表里辨证，确立相应治则。如暴赤肿痛，昏涩翳膜眵泪，斑疮入眼，属表证，为风热，治宜除风散热。如昏弱不欲视物，内障见黑花，瞳神散大，属里证，为血少、神劳、肾虚，治宜养血、补水、安肾。病久有瘀，治宜兼以破血生新。

内治从虚实而辨：虚者，眼目昏花，肾经真水不足；实者，眼目肿痛，肝经风热。虚则滋其真阴，热则散其风热；虚与热兼见，散风热、滋真阴并治。

外治法适于病久失于调治，热壅血凝，出现攀睛瘀肉、翳膜赤烂等病证者。外障已经形成，如同衣物污浊应洗濯，镜面污垢应打磨，不用点药不能治愈。但内障不内服药物，使用外点药反而会激发火邪，扰动血气，增加损伤。若外障已成，内外同治，疗效最佳。

（4）成方选用

选用治疗各种眼病的锦囊洗眼神方，治疗风热上攻目赤羞明的龙胆草散，治疗阴虚眼目昏花的生熟地黄丸。

案例

（冯兆张）因幼年读书过劳而常目病，今看书写字略多，便易于举发。发时惟以八味丸加牛膝、五味子者，每日食前各进五六钱，一日共有一两五六钱矣。外用以黄连钱余，入铜青分许，煎浓汁，洗净，两三次，俟红障少淡，再入人参二三分于内，温和洗之，则光还而能视物如故矣。

——《冯氏锦囊秘录杂证大小合参·卷六·儿科目病》

按语：使用外洗药，当注意根据症状变化及时加减药物。

11. 舌病

舌病包括生疮、重舌、木舌、舌肿、舌蜷缩、舌裂、舌痹、舌麻等。

（1）病因病机

舌与心肝经络相联，心肝与情绪关系密切。情志不遂，是引起舌病的重要因素，即"七情所郁，则热肿满而不消"。此外，还有外邪侵犯导致的，如"风寒所中，则蜷缩而不言"，此说丰富了舌病的病因理论。

（2）治则治法

舌乃心之苗。心脉系舌本，脾脉络舌旁，系舌下，肝脉亦络舌本。舌与各脏腑在生理上关系密切，舌病与各脏腑相关。舌病，或生疮，或重舌、木舌。如心热则裂而疮，脾热则滑而苔，而脾闭则白苔如雪，肝壅热则血上涌等实证热证，治宜清解脏腑之热；理中汤合四物汤，用于治疗心血不足、血虚火烁，无故自痹的舌病；养正丹治疗下元虚寒、虚火不降的舌上生疮久蚀成穴的虚证；顺气豁痰汤治疗痰气滞于心包络所致的舌痹、舌麻。

（3）成方选用

选用治疗上膈壅热，口舌生疮的龙石散、升麻散。

案例

工部李老先生，相与最契。一日发热，牙床肿烂，舌起大泡，白苔甚厚，疼痛难忍。医用清解之药，口舌肿烂益甚，数夜不寐，精神恍惚，狼狈不堪。按其脉，两关尺甚微，惟两寸少洪耳。余曰：龙雷之火，亦能焚焦草木，岂必实热方使口舌生疮乎！盖脾元中气衰弱，不能按纳下焦阴火，得以上乘奔溃肿烂。若一清胃，中气愈衰，阴火愈炽，急为温中下二焦，使火有所引而退舍矣。乃用白术八钱，炮姜三钱，温中为君；炒麦冬三钱，清上为臣；牛膝三钱，五味子一钱，下降敛纳为佐；附子一钱一分，直暖丹田为使。如是数剂，精神渐复，口舌牙床肿者消而溃者愈矣。

——《冯氏锦囊秘录杂证大小合参》

按语：口舌生疮，并非全因实热，龙雷之火，亦能焚焦草木。脾元中气衰弱，不能按纳，下焦阴火得以上乘奔溃，导致舌体肿烂。误用清胃之法，必致中气受损，阴火愈炽，病情加重。当急温中下二焦，使火有所接引而潜藏于下。

12. 心脾痛

心脾痛并非真心痛，而是以其在心之部位而名，包括心之脉络、手心主之脉络、胃脘、胸膈等部位疼痛。

（1）病因病机

导致疼痛的因素，分为食伤、寒伤、气逆、痰饮、死血、虫、郁火等。在脏腑病机中，肝木相乘更为突出。

（2）临床表现

心脾痛，当判断虚证实证。形实病实，便闭不通属实；形虚脉弱，食少便泄属虚。痛而腹胀便闭者多实，腹不胀便不闭者多虚；疼痛拒按者为实，喜按者为虚；痛处固定不移者为血，痛无定处者为气；喜寒者多实，受热者多虚；食饱则疼痛加重者多实，饥饿时加重者多虚；脉实气粗者多实，脉虚气少者多虚；新病年壮者多实，久病年老者多虚；补而不效者多实，攻而愈剧者多虚。痛在经者脉多弦大，痛在脏者脉多沉微。

（3）治则治法

冯兆张指出，治心脾痛，须分新久。病程长短，会影响病机变化。久病无寒，暴病非热。因此，明确因身受寒气、口食寒物而出现心脾痛，病初治宜温散或温利之法。其病程稍久则郁，郁则蒸热生火，则不可再以温散温利为治，多以山栀为君清上焦之热，稍加热药开郁行气，制伏邪气，治愈疾病。

根据病因病机，分为以下几种类型进行治疗。

寒厥心痛，由于身受寒气或口食寒物，表现为手足厥逆而遍身冷汗，小便清长，大便通利，不渴，气微力弱，治以术附汤温养。或选李东垣草豆蔻丸治疗。草豆蔻一味，性温能散滞气，利膈上痰。因寒而痛者，用之如鼓应桴。此类心痛发作突然，病情危重，应当重视并紧急救治。

热郁而痛，病程稍久，成郁化热，以凉药治疗，如炒芩、连、栀子等。

禁忌各种香燥药的使用。

大虚心痛，宜补益。表虚而痛，阳不足，宜温经止痛。里虚而痛，阴不足，宜养荣止痛。上虚而脾伤，宜大补中气。下虚而脾肾败，宜温补命门。

大实心痛，进食时恼怒，突然疼痛，可见大便秘结，渐至心胸满胀，按压疼痛剧烈，不能饮食，治宜攻利之法。

瘀血心痛，平日喜食热物，瘀血留于胃口作痛，日轻夜重，严重时用桃仁承气汤下之。病情轻浅者，则用韭汁消其血，桔梗开提其气。

虫痛者，面上白斑，唇红，时吐清水，痛定便能食，时作时止，有块往来，上下行者，治以苦楝根、锡灰之类。

气滞疼痛者，可伴随痰与火，或日久成积，古方用陈皮、香附、甘草为君；痰加海粉，火加栀子，积加醋蓬术，死血加干漆。

痰饮心痛，胃中有清痰留饮，腹中漉漉有声，及手足寒痛，或腰膝脊胁抽痛，恶心烦闷，时吐黄水，甚则摇之作水声，用小胃丹，或控涎丹，去除病根。

由于病位在胃脘、胸膈，病后注意节制饮食，纵恣口味，病必复作，食积与痰饮作痛者，痛止便进食物，病必复作。

（4）成方选用

治疗寒厥暴痛，选用术附汤；治痰饮作痛，选用控涎丹。

案例

庠生王慎瞻，平时用心劳神太过，偶日远行劳顿，途中所食冷面羊肉，归家胸中疼胀不堪。医所用者无非山楂、莱菔子、枳壳、厚朴之类。为肉面起见，立方而已。服之而益甚，渐至心如压扁，昏晕闷绝，少减则苏。医不效，乃延余治。余曰：食乃有形之物，惟入肠胃，滞则为胀为疼，着而不移，岂有有迹之物，而能升降胸次乎！盖胸为心肺之部，止受无形之气，不能藏有形之物也。且六脉弦细而数，身不热而语言无力，皆非伤食之候。乃积劳元神大伤，无根之气，上逆于心，以致胀痛不堪也。当以塞因塞用之法，乃以枣仁、乳香、朱砂为细末，新剖猪血为丸，用人参五六钱，煎浓汤送服，少顷令以莲子煮白米粥压之。奈病患苦于疼胀，能药而不能食，尊翁乃欲跪而求之，病人勉吞粥半碗。如是数日，疼胀渐减，继而胸膈自觉甚空，虽多食不饱，烂肉干饭，饱食多日，究竟大便所出无几，病家始知平时劳碌太过，脏腑脂膏耗竭，致如中消之势，食物入腹，消灼无余，所以入多出少，从前之疼胀，乃脱气上浮之虚胀也。

——《冯氏锦囊秘录杂证大小合参》

按语： 该患积劳，元神大伤，无根之气，上逆于心，以致胀痛不堪，虽饮食不慎，非因伤食所致，消积治疗，则症状更甚。六脉弦细而数，身不热而语言无力，为积劳而元神大伤之象。以塞因塞用之法，治疗数日，疼胀渐减，继而胸膈自觉甚空，饱食多日，病家始知平时劳碌太过，脏腑脂膏耗竭，致如中消之势，食物入腹，消灼无余，从前之疼胀，乃脱气上浮之虚胀。此案中，冯兆张识证准确，分析合理，治疗得当，效果明显。

13. 肩背臂痛

肩背臂疼痛，是临床常见病证。治疗上，或内治，或外治，多采用外治法，冯兆张主要以药物内服法治疗肩背臂痛，取得良好的效果。

（1）肩背痛

①病因病机

感受外来之邪或邪实内生，阻滞经络；或正气虚不能荣养经脉，均可导致肩背痛。冯兆张从风热、风寒、湿热侵袭、痰饮流注、湿热内蕴，及脾气不荣、肺气虚、肺气滞等方面，分析肩背痛的机制。

②治则治法

肩背痛不可回顾，及脊痛项强，腰似折，项似拔，属太阳气郁不行，经脉不运所致，治宜通气防风汤。因湿热致肩背沉重而痛，治宜当归拈痛汤。肩背痛兼见汗出、小便数而欠，属风热乘脾，脾气郁所致，治宜升麻柴胡汤。痰饮流注致肩背作痛，治宜导痰汤。肾气不循故道，气逆夹背而上，致肩背作痛，治宜和气饮，加盐炒小茴香少许。劳力或看书久坐，致脊背疼，治宜补中益气汤或八物汤加黄芪。醉饱后其痛欲捶，是脾不能运，而湿热作楚所致，治宜助脾胜湿，更须节饮。肺气滞血瘀，肺气虚失于温运，肺中有痰流注肩背，皆能致肩背胀疼，治宜行气活血、补益肺气、化痰散结等法。

（2）臂痛

①病因病机

臂痛为感受风寒湿邪，或痰流气滞，或提挈重物所导致。表现为臂痛，或肿或不肿，脉象沉细或洪大。

②治则治法

因于风寒，治以五积散加羌活。因于湿，治以蠲痹汤加苍术。因于痰，肩背作痛，治以导痰汤。因于气，治以乌药顺气散。因提重伤筋，治以去劳散，或用和气饮加姜黄，姜黄能通行肩臂。若坐卧为风湿所袭，但遇外寒即痛，治以羌活散。若饮酒太过，湿痰流注，治以二陈汤加南星、苍术、桂枝、酒芩。有血不荣筋，治以四物汤加姜黄、秦艽。有气血凝滞，经络不行所致，治以舒筋汤。

同时，要根据病变的具体部位，注重引经药的应用，以提高疗效。如冯兆张引李东垣所言："臂痛有六道，各加引经药乃验，以两手伸直垂下，大指居前，小指居后而定之。前廉痛者，属阳明，以升麻、干葛、白芷行之。后廉痛者，属太阳，以藁本、羌活行之。外廉痛者属少阳，以柴胡行之。内廉痛者，属厥阴，以柴胡、青皮行之。内前廉痛者属太阴，升麻、白芷、葱白行之。内后廉痛者属少阴，细辛、独活行之。"（《冯氏锦囊秘录

杂证小大合参·卷七·方脉肩背臂痛合参》）

③成方选用

治湿热肩背痛者，选用当归拈痛汤、舒筋汤等。

案例

山东李相国，始为浙省督台，当耿逆叛乱，亲率军旅，驻节衢州，不避寒暑矢石，得以灭逆功成，保全浙省，皆一人之力也。及应召初为冢宰，左臂强硬作痛，上不能至头，下不能抚背，医皆为披星戴月，风霜有年，通作驱风活络而不愈。且大便圆如弹子，督台以书有粪如羊屎者不治，隐以为忧，招余诊治。按其脉，六脉大而迟缓无神，余知其中气久虚，所以荣卫不能遍及肢末乃有偏枯之象，岂风霜之谓软！若果向年风霜贻患，岂止半身独受哉！至如便如弹子大而圆，亦系中气虚弱，命门火衰，以致运行不健，转输迟滞，所以糟粕不能连接直下，任其断断续续，回肠曲折，转转濡迟，犹蜣螂之弄丸，转转成圆，故虽圆而大也。岂若关格之病，脏腑津液燥槁，以致肠胃窄细，粪黑而小如羊粪者然。只宜空心吞服八味之加牛膝、杜仲者，以培其本；食远以加减归脾加甜薄桂，以壮其标。元阳中气一壮，则运行乃健，大便之弹丸可无见矣。气血充足，自能遍及肢末，不治臂而臂自愈矣。按服而痊，精神更倍。

——《冯氏锦囊秘录杂证大小合参》

按语：中气久虚，荣卫不能荣养周身，肢末出现偏枯之象，宜空腹吞服八味地黄丸加牛膝、杜仲，以培其本，食远以加减归脾汤加甜薄桂以壮其标。元阳中气一壮，气血充足，自能遍及肢末，不治臂而臂自愈。

14. 中风

中风，是指以卒暴僵仆，或偏枯，或四肢不举，或神志不清为主要临床表现的病证。

（1）病因病机

冯兆张综合《黄帝内经》《金匮要略》《备急千金要方》及刘河间、李东垣、朱丹溪的观点，指出："因于风者，真中风也。因于火，因于气，因于湿者，类中风而非中风也。"此言前人所辨因于风者，为外感，属真中风；刘河间、李东垣、朱丹溪在病因病机上主乎火、气、湿，反以风为虚象，为内伤，属类中风。

（2）治则治法

《冯氏锦囊秘录杂证小大合参·卷八·方脉中风合参》中，将中风证治分为中血脉、中腑、中脏三种类型。中血脉者，病在半表半里，外无六经之证，内无二便之闭，表现为口眼㖞斜，半身作痛，治疗上，不可过汗以虚其卫，不可大下以伤其营，唯当养血顺气，以大秦艽汤及羌活愈风汤和之。中腑者，其病在表，多着四肢，症见肢节废，脉浮恶风，拘急不仁，外有六经之形证，内无便溺之阻隔，治宜疏风汤及小续命汤汗之。中脏者，其病在里，多滞九窍，症见唇缓，二便闭，不能言，耳聋鼻塞，目瞀痰涎昏冒等，宜三化汤及麻仁丸下之。

中风之风乃内虚暗风，确系阴阳两虚而五脏本气自病，为内夺暴厥。此多为阴虚，与外来风邪迥别。急者，宜人参、黄芪、白术、附子，固本为先；缓者，宜顺气化痰，以救其标，补阳养阴，以固其本。阴甚虚者偏于阴，阳甚虚者偏于阳，阴阳两虚甚者，气血峻补。

中风中经络证的用药原则：常规治疗原则，为治寒以热，治热以寒。中风瘫痪者，虽发病与风火阳邪有关，但主要是因湿痰死血，结滞于脏腑经络之间所致，非乌头、附子等热药，而不能开散流通，故采用从治之法。

中风中脏阴寒证的用药原则：宜用纯阳，忌用阴药。略兼阴药，就会影响阳药作用的发挥，所以人参、白术、黄芪、附子等方中，不入地黄、当归。

（3）成方选用

治肾气虚弱，语言謇涩，足膝痿废者，宜用刘河间地黄饮子。

案例

吏部考功司正郎，河南张老先生，性禀端方，居官清肃。原任作令临潼，适当吴逆叛乱，文兼武备，旦夕焦劳，遂得怔忡、耳鸣诸症。疗者均以痰治，涌出痰涎斗许，复用滚痰丸饵，痰势虽清，精神内夺。继而，逆寇荡平，行取擢列铨部，兢兢办事，殚心竭力，历有年矣。忽于辛未七月十二日，正当衙门办事，卒倒僵仆，痰涌齁鼾，目窜口开，手足强直，自汗如雨。仓促抬至私宅，医者病家俱谓断无生理，而危在顷刻也。值礼科王老先生探视，见其势甚危笃，力延余视。按其脉则六部皆豁大无伦，验其候脱势已具八九，实刻不容缓矣。乃立一方：人参三两、白术二两、附子五钱，煎浓汁大半碗灌之，令其照方日三剂、夜二剂，按时进之，以补接虚脱之势。服后脉气渐敛，身热渐和，溃汗渐收。次日仍用前方，日二服，夜一服，至三日诸症渐减，但僵仆不省如故。余曰：此工夫未到，故标症稍平，而失散之本元神气未能归复也。不可少缓，仍照前方日二夜一，凡饮药后，必灌浓米汁半盅，以保胃气，以助药力。或有劝入风药者，余曰：保之不暇，敢散之乎！或有劝加痰药者，余曰：补之难实，敢消之乎！更有劝入清火之药者，余曰：此尤误也。元阳欲脱，挽之尚恐不及，敢败之乎！余之重用白术、附子者，既壮人参培元之力，而消痰去风息火之义，已在于中矣。倘稍涉标治，则峻补之力中反寓攻克之性，补性难于奏功，克削易于见效，走泄之窦一开，虚证蜂起，势益难矣，违众勿用。凡三日所用人参，共计三十五两，附子共用六两，白术共用二十四两。直至三日晚间，忽能言语，稍省人事，索粥半碗，进食而睡，其齁鼾目窜诸症仍在也。于四日早晨立方，早间阳分，用大补心脾气血之药，如枣仁、当归、白术、芍药、茯神、远志、人参、肉桂、五味之类；下午阴分，正用八味汤，冲人参浓汁服之。如是加减出入，至六七日后，诸症渐平，饮食渐加，每日人参尚用四五两。后数日，早晨用生脉饮送服八味丸之加牛膝、杜仲、鹿茸、五味子者四五钱，日中加减归脾与八味汤，照前并服。日渐轻强，饮食倍进，不逾月而起。始终风药如天麻、羌、独，痰药如橘红、胆星，筋药如钩藤、秦艽，并不入药。不驱风而风自除，不消痰而痰自解，不舒筋而络自活，精神饮食，较前更壮，正书所谓正气得力，自能推出寒邪。故凡治危笃症候，全在根本调理得力，自然邪无容地。先哲云：识得标，只取本，治千人，无一损也。

——《冯氏锦囊秘录杂证大小合参》

按语：患者出现脱证，急用人参、白术、附子煎汤频服以补虚固脱。三日苏醒后通过补阳养阴，以固其本。整个治疗过程中，始终没有加入祛风消痰舒筋之药，展示了扶正以驱邪的临床效果。

15. 燥证

燥证是指阴液不能灌溉周身，荣养百骸而致枯槁燥涩的病证，可见大便干涩、语音涩、消渴咽干等。

（1）病因病机

燥分热燥、冷燥两类。燥虽属阴，却同于风、热、火，临床可见肺阴亏燥热、胃中津枯、虚火上炎等所致病证。

（2）治则治法

冯兆张认为，"夫六气之中，惟燥治之尤难"。其治疗燥证的原则，以润为主，可养血润燥、养阴润燥。冯兆张指出："燥证，惟宜投以润剂。治风燥莫如养血，清热燥莫如壮水。"另外，还有辛通温润之法，适于治疗冷燥。其曰："虽见便秘燥结，实由阴寒过极，如阳和之水，遇隆冬而成层冰燥裂也。古方有半硫丸之设，意深远矣。"（《冯氏锦囊秘录杂证小大合参·卷九·方脉燥门合参》）此说对临床辨治燥证有重要启示意义。

（3）成方选用

治胃阴不足的麦门冬汤，消渴咽干的地黄饮子。

16. 温病

冬时严寒，触冒杀厉之气而不即发者，寒毒藏于肌肤，至春变为温病。症见发热不恶寒，口渴。

（1）病因病机

从肝肾辨治温病，是冯兆张从经验所得，验之临床，疗效甚佳。不恶寒，其表无寒邪。口渴，由肾水干枯所致。阳盛体质之人，冬天触冒寒气，因有火在内，寒亦不能深入，正能抗邪，邪气不能发作。但寒气羁留体内，长期伏藏于肌肤。火为寒郁于中，煎熬肾水乃至枯竭。到了春季，肝木升发，肾水既枯，阴精不能涵纳阳气，阳气外张，故发热而渴。

（2）治则治法

治以滋阴清热法。以六味地黄滋养肾水，以柴胡辛凉之药，清热舒解肝郁。

17. 伤寒瘥后遗毒

遗毒，是指伤寒汗下不彻，余邪结聚在耳后一寸二三分，症见两耳后、耳下俱硬肿。

（1）病因病机

由于热邪羁留不去而伤阴，阴亏已极，虚火上冲。耳后方圆一寸皆属于肾，所以出现腮颊、耳后肿痛。《素问·生气通天论》有云："营气不从，逆于肉里，乃生痈肿。"

（2）治则治法

遗毒，治以滋阴化痰，散郁和肝法。可用熟地黄、麦冬、土贝母、生白芍、甘桔、连翘之类，略佐青皮、柴胡少许。若尺脉甚弱者，投以引火归原之药，则肿不治而自散。

治疗时要特别注意辨别虚实。临床出现痈疮肿痛，多从实证辨识，以连翘败毒散治疗。如项肿痛，加威灵仙；大便实加大黄、穿山甲。如发肿有脓不消，或已破未破，但用内托消毒散，加皂角刺、升麻、金银花、甘草之类。如果误将阴亏虚火上冲的遗毒，以连翘败毒散治疗，不仅无效，还可能加重病情。

18. 吐血

吐血是指血液不循常道，从胃来，经呕吐而出，血色红或黑的病证。

（1）病因病机

吐血之病因病机分寒热。冯兆张认为，吐血多因热邪逼迫血液妄行所致，也有伤于寒邪而发病者。人体受邪，口食寒物，邪入血分，郁遏内热，无从发泄，血乃沸腾从口而出。因为感受寒邪，所吐之血色黑，与吐血因热极而反兼水化色紫黑相似，当参考脉证加以鉴别。如脉微迟而身清凉者，属寒；洪数而身烦热者，属热。

（2）治则治法

吐血由寒热所致，临床则遵循"寒则温之，热则清之"的原则施治。

吐血是危急的病证，当紧急救治。因内伤吐血或过劳吐血者，用人参一两或二两为细末，入飞罗面二钱，新汲水调如稀糊，不拘时啜服；或用独参汤亦可。因为阳统乎阴，血随乎气，有形之血，不能速生，无形之气，所当急固，故用人参益气收摄止血。对于人参的使用，要分辨阴阳。"人参虽谓补阳，乃阳中之阴药。若与白术、黄芪同用，峻补后天元气之阳。与附子、鹿茸同用，大补先天元气之阳。与当归、地黄同用，则补阳中之阴，率领群阴之药，上至阳中之阴分，所佐一异，功用便殊矣"（《冯氏锦囊秘录杂证大小合参·卷十一·方脉吐血咳血咯血唾血合参》）。

肾经吐血包括虚实两种情况，以补虚泄实为治，还应注意反佐服法。"有一等少阴伤寒之证，寒气自下肾经而感，小腹痛或不痛，或呕或不呕，面赤口渴，不能饮水，胸中烦躁，此作少阴经外感伤寒看，须用张仲景白通汤之法治之，一服即愈。又有一等真阴失守，命门火衰，火不归原，水盛而逼其浮游之火于上，上焦咳嗽气喘，恶热面红，呕吐痰涎出血，此系假阳之证，须用八味地黄引火归原。然兹二方，俱是大热之药，但上焦烦热正盛，复以热药投之，入口吐矣。须以水探冷，假寒骗之，下嗌之后，冷性既除，热性始发，太阳一照，龙雷之火自息，因而呕哕皆除"(《冯氏锦囊秘录杂证大小合参·卷十一·方脉吐血咳血咯血唾血合参》)。

（3）成方选用

治吐血暴甚者，宜选用独参汤。

案例

候选杨老先生，吐血之后，大渴不止，两寸脉洪，关尺并弱。此阴血暴亡，脏腑失养，所以津液燥槁，阴火上炎，名为血渴也。余用熟地三两、麦冬五钱、五味子一钱、附子二钱。浓煎代茶饮之。如此一日三剂，始能渴止，而寸脉和平，渐思饮食而愈。若以胃火为患，妄用石膏、栀子、芩、连，反激阴火上炎，耗竭津液，益增烦躁喘弱之患矣。故喻嘉言曰：夫人之得以长享者，惟赖后天水谷之气，生此津液，津液结则病，津液竭则死矣。故治病而不知救人之津液，真庸工也。

——《冯氏锦囊秘录杂证大小合参》

按语：吐血多责其热，即热迫血妄行。该患吐血后出现的大渴不止，因津液燥槁所致，通过重用熟地黄养阴润燥止渴而愈。

19. 咳嗽

《冯氏锦囊秘录杂证大小合参·卷十二·方脉咳嗽合参》中，将咳嗽分为内伤与外感两端，强调肾水肺金不足的病机，重用八味地黄丸调治。

（1）病因病机

咳嗽为肺之本病，同时其他脏腑病变亦能导致咳嗽的发生。然总其纲领，可分内伤、外感两类。通过疾病的传变途径，将肺波及五脏、五脏影响肺的咳嗽机制完整地体现出来。如"风寒暑湿伤其外，则先中于皮毛，皮毛为肺之合，肺邪不解，他经亦病，此自肺而后传于诸脏也。劳欲情志伤其内，则脏气受伤，先由阴分而病及上焦，此自诸脏而后传于肺也"。

（2）治则治法

咳嗽分两类，其中外感者治以驱散外邪之法，即"凡自表而入者，病在阳，宜辛温以散邪，则肺清而咳愈"。内伤治以润养肺金之法，即"自内而生者，病在阴，宜甘以壮水，润以养金，则肺宁而咳愈"。当结合病人的具体情况，区别对待。如"治表者，虽宜动以散邪，若形病俱虚者，又当补中气而佐以和解"，如果只考虑散邪，会伤及正气，病反增剧。"治内者，虽宜静以养阴，若命门火衰，不能归元，则参、芪、桂、附，在所必用，否则气不化水，终无补于阴也"。其他，当根据不同证候，随证用药。如"因于火者，宜清；因于湿者，宜利；因痰者，消之；因气者，理之"。凡老人虚人，皆以温养脾肺治本为主，治标之品少用。

肾水肺金不足，重用八味地黄丸调治。平素肾水亏虚之人，肺金不足，感受外邪时，就会急剧发作，表现为壮热憎寒，咳嗽频甚，痰唾稠黏，精神困倦，肌肤日瘦，六脉弦洪而数，久按无神。用八味地黄汤，或八味地黄汤去附子倍加熟地，更入牛膝、麦冬、五味子作汤，大剂，日二剂。这种情况慎用化痰清火理气之品。若消痰，便会增加燥槁之势，水泛为痰，故不可使用化痰药。若欲清火，足以损伤胃气，此火为虚火，非寒凉所能折之。若欲理气，足以耗散真元，此气乃丹田至宝之元气，阴虚而上浮，非桑皮、橘红所能理。津滋日耗，销烁日增，阴愈亏而火愈盛，荣行脉中，热邪逼迫，则脉洪数无伦。水中之真火上炎，彻骨之大热乃壮，火乘金候，焚灼难堪，故重用火中补水之方，引热下行。

治疗虚咳，益气补血。凡伤风日久而肺气已虚，出现的发热、咳嗽，服用发散药而咳嗽反而加重，或被发散太过者，当用收敛之剂治疗。虚咳有气虚和血虚两类证候："日间嗽多，吐痰白沫，或恶心者，为气虚，宜六君子汤加款冬花、五味子。如夜嗽多，口渴，痰不易出，发热，为血虚，宜六味地黄料加麦冬、五味子。"

（3）成方选用

可选用治肺虚咳嗽的补肺汤，治肺胃俱寒咳嗽的加味理中汤。

案例

户科李老先生令郎，少年乡荐入都会试，适患咳嗽甚烦。余见其身长肥白，颊色常红，已知表有余而里不足，上假热而下真寒，病必当剧，劝以重服药饵。令尊先生以有通谱候选之新贵，甚精医学，日在诊治，自当霍然也。询其药乃山栀、黄芩、花粉、橘红、贝母、苏子、杏仁之类，余闻之而心甚骇，欲阻之，恐似嫉妒之言，欲顺之不忍坐视误药伤人，惟力陈此病颇重，望谨慎斟酌，勿轻忽从标清理，致生他变！渠皆置之勿听。数剂后而嗽转甚，烦躁喜冷倍常，益信寒凉为对症之药，倍用之而病转剧。乃疑家居不能静摄，以致服药无灵，令移于庵观之中，同一按摩导气者为伴，再兼药饵，内外夹攻，无不愈矣。不意二日后，烦躁更甚，粒米不食，饮水无度，更信为实热，以三黄丸下之，究竟利行不多，而喘促逆奔之势已见而未甚。又一剂后，夜半喘急大作，有出无入，遍身麻木，溃汗如注，神昏目直，口噤不言。使者归而告急于主，先生窘而告急于余，乃促骑驰去。览其状，委顿殆尽，按其脉，两寸左关尚存而已。时当六月，商与四逆、理中，主人畏惧，改以人参一两、麦冬二钱、五味子六分、肉桂钱余，主人始允，急煎服之，喘减片刻，奈病大药小，顷复大作。主人不咎寒凉之罪，而反冤参、桂之误矣。余思尽吾之力，尚可以活，释彼之疑。若徇彼之见，必死而已，反受其怨。乃坚定一方，勒合服之，用炒白术三两、人参二两、炮姜三钱、五味子一钱五分、制附子三钱，煎浓汁半碗灌之，下咽之后，病患张口大声云：心中如火烙欲死。主仆疑怨交起，余总不动听之。顷然又大声云：脐间更疼更热欲死矣。余窃喜其阳能下达，未至绝也。果少顷喘定汗收，手足温而神始清，语言反甚无力，握余手而云：寒家并无好处及先生，先生何肯坚心立救余命也？余曰：见死不救，非为医矣。分内之事，何足谢为！然此方以术多而参少者，因中宫久困寒凉，不先为理中，则阳气终难下达也。

——《冯氏锦囊秘录杂证大小合参》

按语：此患者经清热化痰止咳治疗后，加之服用下利药，上假热而下真寒程度加剧，出现喘脱之危象。冯兆张坚持己见，用附子理中通达阳气下行，最终患者气降喘定，病势得以控制。冯兆张胆大心细的治疗风格为医者做出表率。

20. 喘证

喘证是以呼吸困难，甚则张口抬肩，鼻翼煽动，不能平卧为特征的病证。

（1）病因病机

喘有寒、热、水、肺热、肺虚、胃热、肾虚之发病机制。冯兆张注重喘证之阴虚证候，阴虚喘证，是由肾水虚衰，相火偏胜，壮火食气，销烁肺金，肺气上逆所致。

（2）治则治法

喘证的治疗，实证以祛邪为主，痰盛而喘，则治痰为本，而利气为标；气实而喘，则气反为本，痰反为标；喘证虚证，以扶正为要。

久病肺虚而发喘者，必少气而喘，右寸脉微，或虚大无力，宜阿胶、人参、五味子补虚。新病气实而喘者，寸脉沉实，痰涎壅盛，呼吸不利，宜桑白皮、苦葶苈泻肺。阴虚喘证，治宜补肾中真阴，用六味地黄汤方加麦冬、五味子大剂煎饮，以壮水之主，则水升火降而定喘。

冯兆张特别论及中年人病后、妇人产后喘证的治疗方案。中年人病后，出现气促痰嗽，下肢冷肿，腰骨大痛，面目浮肿，太阳作痛，均为命门火衰，阳虚之表现，适用八味地黄丸。若不从本，从标而治，采用化痰利湿的方法，往往会导致正伤而亡。妇人产后出现喘证，病势急迫，病情危重，愈后欠佳。此名孤阳绝阴，因生产失血过多，卫气无所依，肺气上迫，导致喘促气急。宜浓煎独参汤回阳益气，或大料芎归汤大补气血。恶露不畅，散血停凝，上熏于肺，也是形成喘证的原因，只需活血逐瘀，不治喘而喘自定。

阴虚喘证的调护，以治未病调养为主，必须长期"远房帏，绝色欲"，避免耗竭肾阴，否则就会危及生命。另外，注意服温补药后，如出现咽干口燥，是因虚火未下，津液未生，不可喝冷水润燥。若饮冷水，就会影响温热药力的发挥，导致疗效欠佳。

喘证分虚实两端，虚证死亡率高，占十之九；实证死亡率，仅占十之一。因为实证治疗相对容易，攻邪即愈。虚者采用补益的方法，起效慢，随证加减，需要长期调治。

（3）成方选用

可选用治上气喘嗽的定肺汤，治肺胀喘嗽的越婢加半夏汤。

案例

文选司司老先生，素患痰喘，发则饮食不进，旦夕不寐，调治数月不效，乃延余治。按其脉两寸少洪，余皆沉弱，其右关尺微甚，乃知命门之火衰极，无根虚阳上浮，且久服克削，脾元亏损，愈不能渗湿消痰，以致痰涎益甚更不能按纳脏元，以致虚气愈逆。乃立一方，以炒黄白术八钱，固中气为君；炒燥麦冬三钱，清肺引气降下为臣；炮姜二钱，温中导火；牛膝二钱，下趋接引；五味子一钱，敛纳收藏，并以为佐；制附子一钱五分，承上药力，真达丹田，以为使。如是数剂，痰退喘止，饮食进而精神强，久服八味丸而不再发。

——《冯氏锦囊秘录杂证大小合参》

按语：患者命门之火衰极，无根虚阳上浮。且调治数月，久服克削之品，脾元亏损，不能运化湿痰，以致痰涎壅盛，而且命门火衰，不能按纳脏元，以致虚气愈逆。治以健脾清肺引火归原，痰退喘止，饮食渐进，而精神旺盛。后期服用八味地黄丸调理。

21. 哮证

哮证是指发作时喉中哮鸣有声，呼吸气促困难，发作性的痰鸣气喘疾病。

（1）病因病机

哮证的发生，主要与外感风寒、饮食不节关系密切。多因"痰火郁于内，风寒束其外，食味酸咸太过，因积成热得之"（《冯氏锦囊秘录杂证大小合参·卷十二·方脉哮证合参》）。

（2）治则治法

哮与喘并称，哮多有实邪，喘由虚而发。哮喘，是因膈有胶固之痰，外有非时之感，则寒束于表，阳气并于膈中，不得泄越，壅热气逆，故声粗为哮，为外感之余之证。气息急促为喘，由肺虚不足引起。哮证遇冷则发，有两种证候：一种较单纯，属内外皆寒，治宜温肺以化寒痰；另一种证候比较复杂，属寒包热证，治疗要因时制宜，趁八九月未寒之时，先用大承气汤下其痰热，至冬天寒无热可包，哮证则不再发作。

冯兆张对于病后哮证，或小儿痘后哮证，凭脉辨为肾虚证者，有独特的处理方式。如"常治病后，及小儿痘后，忽喉声拽锯，不能睡卧，寸脉强而尺无力者，悉用八味加牛膝、五味，早晚各一剂而安"（《冯氏锦囊秘录杂证大小合参·卷十二·方脉哮证合参》）。

（3）成方选用

可选治肺虚感寒，气逆膈热而作哮喘的定喘汤。

22. 痰证

痰是由血气津液不清，熏蒸结聚而成，包括寒痰、湿痰、热痰、风痰、燥痰、老痰等，症状表现多种多样。

（1）病因病机

通常认为，津液在脏腑内运行障碍凝结为痰，痰随气升降，可到达人体不同部位。但是气本无形，故能无微不达，而液随气运，亦可籍气周流。如果津液受病成痰，则变为有形而凝滞，脏腑之痰不能够流注体表皮里膜外，或者四肢关节曲折之地。因此，冯兆张提出有关痰之来源的认识：痰是本处津液，遇冷遇热凝结而为病，并非别部之津液受病成痰，迁移至此。

（2）治则治法

治疗原则为健脾燥湿行气利水。选用人参、甘草以补脾；半夏、白术以燥湿；陈皮、青皮以降气；茯苓、泽泻以渗水。具体方法：寒痰，"寒则温之"，加附子、干姜、肉桂；湿痰，"湿则燥之"，加苍术、厚朴；热痰，"热则清之"，加黄芩、黄连、栀子；风痰，"风则散之"，加南星、皂角；燥痰，"燥则润之"，加瓜蒌、杏仁；郁痰，"郁则理之"，加枳壳、香附；老痰，"老则软之"，加海石、芒硝。另外，痰证兼夹虚证者，适当加以补药，夹气虚者加以四君子汤，血虚者加以四物汤，脾虚治以六君子汤，肾虚治以八味地黄丸、六味地黄丸。区分病变部位、寒热虚实，加以治疗。

冯兆张有用六味地黄丸、八味地黄丸治痰的经验。其认为痰并非人身所固有，其来源有水邪上泛、水沸炼液为痰两种途径，需区分有火无火之差异。"肾虚不能制水，则水不归源，逆流泛滥而为痰，是无火也，故用八味丸以补肾火。张常用加牛膝、五味子更效。阴虚火动则水沸腾，动于肾者，犹龙火之于海，龙兴而水附；动于肝者，犹雷火之出于地，疾风暴雨，水随波涌而为痰，是有火者也。故用六味丸以补水配火，常用加牛膝、麦冬、五味子更妙，此不治痰之标，而治痰之本也"（《冯氏锦囊秘录杂证大小合参·卷十二·痰饮大小总论合参》）。从肾治痰，重用六味地黄丸、八味地黄丸。如兼脾虚证，再结合四君子汤或六君子汤，健脾益气化痰。脾虚兼肾虚者，先投补中益气丸、理中丸实脾；再以六味地黄丸、八味地黄丸益肾，是冯兆张治痰证的特点。

痰证有易治难治之别。痰在人体无处不到，或在脏腑，或在经络，所导致疾病多种多样。其中，寒痰、湿痰、热痰易于治疗；至于风痰、燥痰、老痰在体内胶结多年，如树之有萝，屋之有尘，石之有苔，互相牵连，治疗时痰浊难以清涤。如上所述，有助于医者在临证过程对痰证进行正确辨证以治其根本。

（3）成方选用

可选用六味地黄汤、八味地黄汤，或治气虚脾弱食少痰多的六君子汤。

案例

一壮年作宦失意，退归林下，抑郁成疾，即《经》所谓：尝贵后贱，名曰脱营，尝富后贫，名曰失精。以致气血日消，神不外扬，六脉弦细而涩，凡饮食入胃，尽化为痰，必咳吐痰涎尽出，而始能卧，不尽不已。是以津液内耗于里，焉能润泽于表！所以肌肉渐削，恶寒懒食。余思卫气者，充皮毛，温分肉，司开阖，肥腠理，以卫护于肌表者也。然营气常随卫气而行，所以润皮肤、荣脉络者也。今中气既弱而且郁，则气结聚不宣，何能充皮毛温分肉，而开发腠理也？气失卫护于表则恶寒，血无气运于表则肌槁，中气既虚，脾失健运，饮食既蒸，郁而为痰，则不能复成津液而为血，是以不但肌表之腠理干枯闭塞，而肠胃之腠理焉能温而充之，开而发之，是以亦致密而不通，焉能津液流行于脉络肌表之外乎？且津液既凝滞而为痰，则痰愈多而津液愈竭矣。余以人参保元固中以为君；黄芪助表达卫以为臣；当归和养气血，白术助脾胜湿，麦门冬保护肺中之气，五味子收敛耗散之精，炙甘草和药性而补脾，并以为佐；桂枝辛甘之性，能调荣卫而温肌达表，麻黄轻扬力猛，率领群药，遍彻皮毛，驱逐阴凝之伏痰，化作阳和之津液，并以为使。但恐桂、麻辛烈，有耗营阴，入白芍和肝，以抑其二药之性。此即东垣先生治外感寒邪，内伤蕴热而吐血者之麻黄桂枝汤，余更加入白术者，取其性刚而益速，必能固中而断不为物所挠也。引子则增生姜、胶枣者，取味辛甘，能助脾而致津液，更助神明而得清扬振作也。投服二三剂后，脉气渐充有神，痰涎嗽吐俱愈，余继以十补丸空心吞服补肾，日中以归脾、养荣加减，调养心脾气血而安。

——《冯氏锦囊秘录杂证大小合参》

按语：此患者抑郁，中气虚衰，脾失健运，郁而为痰，津液内耗，肌肉渐削，恶寒懒食，神不外扬。治以健脾和中，调和营卫，使津液敷布，润养肌肤，神清振奋。

23. 自汗、盗汗

自汗、盗汗是由于阴阳失调，腠理不固，而致汗液外泄失常的病证。

（1）病因病机

众所周知，阳虚自汗，阴虚盗汗。但阴虚也可令人自汗，其机制在于：阴虚则火动乘于阴位，阴精被火煎熬而出，犹干竹而以火燃之，亦有油。这种情况下，不可使用人参、白术、黄芪与桂枝敛汗，宜滋补其阴，则火自潜伏，不再蒸腾阴液而汗自止。是阴虚，还是阳虚，需通过脉候加以区别。

从脏腑分析汗证病机。汗为心之液，而肾又主五液，故汗证存在心肾两虚的病机。心阳虚不能卫外而为固，则外伤而自汗，不分寤寐，不因劳动，而自能出。肾阴虚，不能纳营而退藏，则内伤而盗汗，睡则汗出，醒则倏收。

（2）治则治法

汗液外达，以收敛固密为主。

从阴阳而论，自汗阳虚，治当温热补气，以卫外；盗汗阴虚，治当清凉滋阴以荣内。从调理五脏功能入手，肺虚者当固其皮毛，脾虚者当收其中气，心虚者当益其血脉，肝虚者当禁其疏泄，肾虚者当助其封藏。具体还要根据脏腑不同功能状态，宜温宜补，或润或燥，以恢复津液正常输布。

服用止汗固表药不效，汗液仍外达，应当理心血。因汗乃心之液，心无所养，不能摄血，故溢而为汗，宜大补黄芪汤加酸枣仁，有微热者加石斛。凡治自汗，既用人参、黄芪，当必少佐桂枝、防风，以助其达表之力。阳虚甚者，更必少加附子，以翼人参、黄芪之功。内伤虚损，总用补中益气汤，少加麻黄根、制附子为佐助，用少量升麻、柴胡。升麻的用法特殊，必用蜜炙以抑其升发暴悍之性，又可以引导人参、黄芪到达体表发挥作用。

根据汗出部位不同，如头汗、心汗、阴处汗出、鼻汗、胁下汗、手足汗出等，采用相应的治法。食滞中宫，热气聚胃而上炎，则头汗出，多在病后、产后发生，悉属阳虚，宜温阳。当心汗出，名心汗，乃思虑伤脾，以生脉散或补心丹治之。至阴之处，或两腿挟中，行走劳动，汗出腥秽，此下焦湿热，以渗利湿热为主。遇饮食汤饭，鼻上多汗，此肺虚乘热，宜益肺凉血。两胁之下动辄有汗，此肝虚乘热，宜补肝养血。脾经湿热，淫于四肢，使手足心常有汗，宜抑阳流湿。饮食汗出如洗，宜及早治之，避免日久心虚液耗，发展成消渴、偏风等病证。

特别提出诊治汗证方药，用于阴虚不足，蒸蒸内热，津液妄泄之汗出。方用熟地黄七八钱，丹皮一钱五分，山茱萸二钱，茯苓一钱五分，山药二钱四分，泽泻盐水炒，一钱，麦冬二钱，五味子八分，地骨皮一钱，生白芍一钱二分，加灯心莲子水煎，食前温服。虚极者，冲参汤服。

阳虚不能敛汗用方：人参二三钱，炙黄芪一钱，炒黄白术三四钱，五味子八分，水煎食前服。虚极者加熟附子八分，炙甘草六分。

心气不足，脾气亦虚，津液妄泄的汗出，治以归脾汤去木香加五味子。

以上三法，皆求本之治，不止汗而汗自止，是冯兆张根据临床实践体会，总结的汗证治疗经验。

汗证的转归预后：如平人半身出汗，夏月半身有汗，此皆气血不足所致，可能是中风先兆，需注意观察病情变化；凡衄血吐血，头额汗多，而身上无汗，为阳亡阴竭，到了无汗可出的境地，愈后不良；汗出发润，如油之黏，如珠之缀，及淋漓如雨，揩拭不逮者，属三阳绝汗，脉不为汗衰，额汗如雨，喘促弄舌，四肢厥冷，汤药俱呕，大如贯珠，转出不流者，六阳气绝，均属病情危重。

24. 失眠

在《冯氏锦囊秘录杂证大小合参·卷十二·方脉不寐合参》中，冯兆张详尽地论述了失眠的病因病机及治法。

（1）病因病机

从肺肝魂魄关系论失眠。冯兆张在论中指出："更有肺金魄弱，肝魂无制，寐中而觉神魂飞扬者。"认为肺气虚，肺魄不能制约肝魂，致使神魂飞扬而发不寐。提出肺魄之弱所致不寐，是通过肝魂而发生作用的，进一步明确了肝魂与肺魄各自在不寐发病中的意义，值得后世医家在临床上加以研究和探索。

强调失眠的肾虚病机。冯兆张指出："此经概言卫气不得入于阴而不得卧，尚未能尽心肾神交而入阴之至理也。若心主血而藏神，若元阴不足则不能生血，血少则神无所依矣。夫人之神，寤则栖心，寐则归肾，故寐者心神栖归于肾舍也。心虚则神不能归舍于肾，故不能成寐。然肾虚则不能藏纳心神于舍，故寐而不能沉，并不能久。是以壮年肾阴强盛，则睡沉熟而长，老年阴气衰弱，则睡轻而短。且有形之阴水既亏，则无形之相火流烁，以致神魂散越，睡卧不宁，故不寐、健忘两症，虽似心病，实多由乎肾虚也。"冯兆张认为，失眠主要在于"心肾不交"，而《黄帝内经》卫阳不入于阴的病机理论，尚不能深入说明心肾神交，神寐入阴之至理。同时，还着意强调了肾阴虚是不寐发生的根本原因。因此，在治疗上也非常重视用补肾阴之法，并提出"人有形体壮盛，而病飞走狂越，似乎痰火有余之证，用栀、柏、芩、连、知母寒凉之剂，而火愈作者，此正是神思间之火动，而真水不足以配之，用药者不求属，故无效也。当救肾水，其火自降，即《内经》所言寒之不寒，是无水也"。

对一过性不寐的认识，冯兆张用营卫气运行的理论加以解释。其曰："大抵卫独行阳，则阳盛阴虚为不卧；卫久陷阴，则阴盛阳虚为多卧，此定论也。故人久坐夜宴，及劳神过度，反不得眠，是卫气久留于阳，则阳气满而阳主动，其理可见矣。"

（2）治则治法

治疗以调肝补肾，养血宁心安神为主，注重情志调摄与药物治疗结合。冯兆张对于因思虑劳心或房劳伤肾，使神思不宁而致不寐者，提出"须澄心息虑，内观养神"这种情志调摄之法，对于因情志异常所致不寐有重要意义。

（3）成方选用

可选用天王补心丹，或许学士珍珠母丸。

案例

宛平王中堂，忽患一寐即梦持重搬运，甚觉困乏而醒，醒来复甚狼狈而睡，无如睡去其梦仍如故也，醒而睡，睡而醒，一夜数十次。医用人参、枣仁、茯神、远志、归身养血安神之剂，愈服愈甚，乃延余治。按其两寸甚洪有力，左寸更大，两关洪大兼弦，两尺虽洪，弦而无力，余始知为药之误也。盖寐者心神藏纳于肾阴，乃水火相见，阴阳既济之时也。心犹人也，肾犹舍也。今心阴不足，惟火独光，乃遂上炎之性，而失下交之象矣。肾气又虚，不能升腾收摄离阴，而失延纳闭藏之职矣。犹人徒恃火性，勇力向前，而不能退藏于舍，其房室亦甚破败，不能藏纳其人。人但知心象火而肾属水，而竟不思离心坎肾乎！盖言心中之水，乃真水也；肾中之火，乃真火也。水火互藏其根，故心能下交，肾能上摄。今心阴不足，肾气衰微，已成不交之象，昧者复补心神，愈增炎上之势，焉能使其阳会于阴，元神凝聚于内乎？静功有云：神必附物，精能凝神，此至理也。乃重剂八味加牛膝、五味子，用灯心、莲子作引，煎服而愈。

——《冯氏锦囊秘录杂证大小合参》

按语： 睡眠时，心神藏纳于肾阴，水火相见，即阴阳既济之时。本案患者心阴不足，肾气衰微，已成心肾不交之象。误用人参、当归复补心神，愈增炎上之势，加重病情。通过滋补肾阴，水火既济而病愈。

25. 积证

积证为腹内结块，或痛或胀的病证。积块为痰与食积、瘀血。特点是固定不移，痛有定处。

（1）病因病机

积证，缘于正气不足，邪气停聚，食物不化，阴血凝聚而成。另外，七情感动五志过极化火，火性炎上，有升无降，影响气津液水谷正常运行，稽留而成积。

（2）临床表现

积证的临床表现比较复杂，有面黄浮肿，腹胀虚鸣，小便如油，毛发焦黄，下痢赤白，目珠黄赤，遍体虚肿，当腹倍热，遇食肚疼，昏困多睡等。具体又有肝积、心积、脾积、肺积、肾积等五脏积证名称，还有癥、瘕、痞、癖四症，食积、乳积、气积三积，虚积、实积、惊积之异。

（3）治则治法

积证的治疗，以"寒者温之，热者清之，实者行之，虚者调之，惊者和之"为原则，治积有挨积、磨积、消积、化积等法，渐渐去除而不求速效。

根据积证的发病机制，提出分阶段进行治疗。积证的形成，缘于正气不足，邪气停聚。如果不用祛邪之法，邪盛正衰，则病情危险。如攻法使用不当，就会伤及正气。因此，临证分为初、中、末不同阶段处理。初期可攻，中期且攻且补，末期用补。其曰："初者，病邪初起，正气尚强，邪气尚浅，则任受攻。中者，受病渐久，邪气较深，正气较弱，任受且攻且补。末者，病魔经久，邪气侵凌，正气消残，则任受补。"另外，要了解病变部位，明确寒、热、血、虫积证而治。即"宜审明何经受病，受伤何物，从其因以治之""寒积，巴豆感应丸；热积，大黄承气汤；血积，桃仁、红花；下水，牵牛、甘遂；水中之血，虻虫、水蛭；虫积，槟榔、雷丸"（《冯氏锦囊秘录杂证大小合参·卷十三·积证大小总论合参》）。

26. 痢疾

痢疾是以腹痛，里急后重，下痢赤白脓血为主证的病证。

（1）病因病机

痢疾的产生有外感内伤的因素：夏月湿热太甚，渗入大肠，脂膜腐烂，而发病；或因暑热酷烈，过饮冰水，过食生冷，热为寒郁，而为沉寒积冷而作。总的病机是由于积滞，所积欲下，而气机阻滞，下迫窘痛而成痢疾。

（2）治则治法

《冯氏锦囊秘录杂证大小合参·卷十三·方脉痢疾合参》中，详细分析了痢疾的治则治法，提出始当推荡，久当温补脾肾。治痢始以通因通用推荡为法。冯兆张指出："无积不成痢。故当初起，人强积盛之时，轻则三棱、莪术、槟榔、枳壳、枳实、青、陈、木香之类，重则酒制大黄利之。"久病当温补，治以顾胃气、补肾阴之法。顾护胃气的意义在于，各种疾病，皆以胃气为本，有胃气则生，无胃气则死，而对于痢疾尤为重要。故能进食病轻，食欲不振病重，绝不食者危重。还提出补肾阴的重要性，"盖痢属脾肾二经，夫肾为胃关，开窍于二阴，未有久痢而阴不亡者，未有阴亡而肾不虚者，故欲治痢而不治肾阴者，非其治也"。冯兆张强调指出"补元气者，治痢之本也。然元气在脾肾之中，故痢之为证，多本脾肾。脾司仓廪，土为万物之母。肾主蛰藏，水为万物之元，二脏皆根本之地也。补中气以扶脾胃，助命门以复真阴，则元气旺而健运，得阴阳和而闭藏固"，痢疾就有痊愈的希望。冯兆张将痢疾分以下几种情况辨治：

挟热下痢，表现为腹痛后重，小便短少，口渴喜冷饮，大肠口燥结，用木香、黄连、大黄、黄芩、芍药、枳壳、槟榔之清利荡涤之剂，在痢疾初起，正气未受大伤之际，予以治疗。

挟寒下痢，表现为腹痛，口不渴，喜热饮，小便清长，身不热，腹喜热手熨，以理中汤、干姜、肉桂温之。

虚证痢疾，可从太阴少阴而治。痢疾迁延日久，各症不减，或反加重，从脾虚分析，用补中益气汤，一升一补，倍加人参、黄芪温补。如小腹重坠，切痛奔豚，此兼属少阴病证，急加吴茱萸、肉桂、补骨脂、肉果，甚则加附子；如有纯血者，加炒黑干姜，虚回而利自止。

噤口痢，汤药入口随出，在下缠住急迫，多因热毒炽盛，逆冲胃口所致。胃气伏而不宣，急用黄连，以吴茱萸炒过，拣去吴茱萸，人参等分，入糯米一撮，浓煎加姜汁，细细呷之，但得二三匙咽下，便不复吐，如吐再服。

五色痢，因五脏蕴热，熏腐脏腑，五液俱下，故其色皆见于外，极其危险。须用金银花、酒炒黄连、当归、白芍、木香、乳香之类，清热解毒和血。

休息痢，经年累月，愈而复发，此系寒积在大肠底，诸药所不到。独巴豆一味研炒蜡丸，空腹服用。

凡胎前滞下，治宜用黄芩、黄连、白芍、炙甘草、橘红、红曲、枳壳、莲肉，略用升麻。未满七月，勿用滑石。

产后痢疾，积滞虽多，腹痛虽极，不可用大黄等药行之，致伤胃气，遂不可救。但用人参、白芍、当归、红曲、醋炒升麻、益母草、煨木香、留白广皮、炙甘草。如血虚，可加炒阿胶二钱。

痢后脚渐细而软弱，名为痢风。若不治，则可能成鹤膝风。治宜温补肝脾肾，不可仍用燥脾之药。

痢后痛风，遍身疼甚，系肠胃湿热，恶血未净，复还经络，所以留滞隧道作痛。宜四物汤，加桃仁、红花、牛膝、陈皮等。气血虚而疼痛，宜补益气血。

冯兆张还补充治痢经验，论及痢疾密甚无度，里急后重，口渴，恶食，少腹倍痛，痢色或红或白，甚至血水，小便不利，其脉寸强尺弱者，俱用六味地黄汤加五味子、肉桂，早晚各服而愈。此法值得医者体会应用。

（3）成方选用

可选用治新旧冷积的感应丸；治下痢赤白，腹痛不快，里急后重的香连丸。

案例

一宝坻王姓，久患重痢，因候选扶病入都，来延余视。时当六月，肚以上至阴囊，皆重绵厚裹，稍薄则肚痛顿甚，其两足心又觉甚热，时刻难受，要人重扇始可，饮食不思，势甚危困。其脉则寸强关尺并弱。余曰：此中气久虚，气不升降，阴阳阻隔，似痢非痢，误用香连苦寒之剂，以致抑遏阳气于九地之下，而中宫藏阳纳气之所反已空虚，且久痢阴阳两亡，故足心之热阴虚所致，脏腹之寒阳虚所由。中宫之阳宜温而补，下陷之阳宜清而升，理难并行。余但先去其中寒之阻隔，则郁遏下极之火，自能上升，大用附子理中汤加五味子以敛之，二三剂后，肚寒足热俱减六七，乃以归脾汤加肉桂、五味，煎汤送服八味丸而痊愈。

——《冯氏锦囊秘录杂证大小合参》

按语：此患者久痢中气虚，升降失常，阴阳阻隔中焦，阴虚所致足心之热，阳虚所致肚腹之寒。重用附子理中汤，先去其寒邪阻隔。服二三剂后足热肚寒症状减轻，气机恢复正常运行，用归脾汤加肉桂、五味子，煎汤送服八味地黄丸调理脾肾而痊愈。方随病情变化，随时调整，体现出冯兆张灵活的辨证思维。

27. 关格

关者，二便俱秘，下不得出。格者，吐逆水浆，上不得入。关格即吐逆水浆，上不得入，二便俱秘，下不得出的危重病证。

（1）病因病机

关格是由于寒邪入侵，从少阴肾经而入，阴盛于下，逼阳于上所导致。

（2）临床表现

关格属危重病证，表现为大小便秘，渴饮水浆，少顷则吐，再饮再吐；唇燥眼珠微红，面赤或不赤；甚者或心痛，或不痛；自病起粒米不思，滴水不得下胃，饮一杯吐出杯半；数日后，脉亦沉伏。

（3）治则治法

治疗关格，用《黄帝内经》寒因热用之法，用张仲景白通汤。即：调寒热之逆，冷热必行，则热药冷服，下咽之后，冷性既除，热性始发，由是病气随愈，呕哕皆除。和人尿、猪胆汁咸苦寒之物于白通汤中，要其气相从，可去拒格之寒。

（4）成方选用

选用治阴盛格阳证的回阳返本汤，或用锦囊秘授西洋药酒方。

案例

总宪蒋老先生三嗣君，精神素弱，总犯吐血阴亏之症，调治初愈，忽遇天明梦遗，又作大吐不已，六脉沉细甚微。余曰：梦遗俗名走阳，今天明走阳，阳更伤矣。大吐不止，又亡阳矣。急以附子理中汤去甘草投之，无如到口即吐，又以白通汤调人尿与之亦吐。都中诸医，遍请延医，所用之药不出四逆、理中、白通汤类。无如点水滴药俱不能受，沉困数日，上不能入，下不能出，虽有良方妙药亦无补也。适有敝门人罗丹臣在寓，进西洋药酒一方，神治关格吐逆之症。余细察之，内皆一派纯阳之药，可以破格阳之阴盛矣。况内用烧酒为煎，凡诸水诸酒，皆能吐出，独烧酒力猛卒烈，到口直透丹田，无可吐出者。立方之心，可谓周而备矣。照方制服，竟安然而受。从此参、附峻补之药，俱能陆续渐进，调理而愈。如此良方不敢自秘，敬陈其方于关格门内，幸尊生者珍之。方药：锦囊秘授西洋药酒方：红豆蔻（去壳）五分，肉豆蔻（面裹煨，用粗纸包压去油）五分，白豆蔻（去壳）五分，高良姜（切片，焙）五分，甜肉桂（去尽粗皮）五分，公丁香五分。各研净细末。先用上白糖霜四两，水一饭碗，入铜锅内煎化，再入鸡子清二个，煎十余沸，入干烧酒一斤，离火置稳便处，将药末入锅内打匀，以火点着烧酒，片刻随即盖锅火减，用纱罗滤去渣，入瓷瓶内，用冷水冰去火气，随量多少饮之。

——《冯氏锦囊秘录杂证大小合参》

按语：冯兆张针对关格患者阴盛格阳之病机，接受门人的建议，采用以纯阳药物酿制的西洋药酒治愈患者，并将此良方公开，体现出医者之仁心。

28. 淋证

淋证是以小便频急，滴沥不尽，欲去不去，不去又来，尿道涩痛，小腹拘急，痛引腰腹为主要临床表现的病证。

（1）病因病机

冯兆张指出，淋证病因病机复杂，有由于忿怒生火，热郁于上，传入膀胱而发病者；有过食醇酒厚味内蕴湿热，下注膀胱而发病者；还有房事过劳，肾气不足，热入膀胱而发病者。其中，强调肾虚为本，膀胱生热的病机。另外，提出肾虚气弱，感受寒邪，冷气与正气交争，也可影响排尿而出现小便淋沥。

（2）临床表现

冯兆张将淋证分为五种类型，即石淋、膏淋、劳淋、热淋、血淋。具体临床表现如下：

石淋由于热邪炼液为石，小便时尿道疼痛尿液排出不畅，严重时疼痛剧烈，出现晕闷。膏淋由于肾虚不能收摄，故精气下流，小便表面浮有肥脂如膏。劳淋有因劳倦伤脾，脾虚不运所致者；有因强力入房伤肾，肾气不足所致者。热淋由于三焦有热，热气传肾，流入膀胱，故见小便黄赤短涩。血淋为热盛损伤脉络，迫血妄行，下流而入于胞中，致使血液与小便齐出，兼见数而有力的脉象。血淋与尿血易于混淆，鉴别要点在于排尿时是否伴有疼痛。尿血而痛者为血淋，尿血而不痛为尿血。需要注意的是，尿血治疗不当，也可进一步发展为淋证。

（3）治则治法

冯兆张根据淋证有热的病机，提出治宜开郁行滞，破血滋阴，疏利小便，清解邪热，调平心火，清肺。开郁药物，选用郁金、琥珀；行气药物，选用青皮、木香；破血药物，选用蒲黄、牛膝；滋阴药物，选用黄柏、生地黄。常规治法，是通过清泻膀胱之火，治疗膀胱有热之证。还可根据临床表现，通过清润肺燥，或燥脾渗湿，宣扬胃气的方法，间接达到通利小便的目的。

根据在气在血之别，选取相应药物。渴者在上焦气分，降肺金之火，清膀胱之源，宜用黄芩、茯苓、泽泻、灯心草、瞿麦、扁蓄。不渴在下焦血分，当活血补肾，宜用知母、黄柏、牛膝、血余炭、茅根。

色欲过度，或身体瘦弱，证属虚火，坎离丸主之。色白气虚，小水不通，宜吐，病在下，宜取之上，清心莲子散主之。老人气虚，不能施化，补中益气汤，加淡渗。有虚劳汗多而赤涩者，却是五内枯燥，滋腴既去，不能生津，不宜过通小便，恐竭其肾水，当温养润肺。

（4）成方选用

选用治诸淋的车前子散、八正散，治膏淋的萆薢分清饮，治血淋的小蓟饮子。

案例

正白旗左参领李公，年将六旬，患淋病二年。有时甚频甚利而且速，有时点滴难通，急痛如刀割，肥液如脂膏，或成条紫血，举家日夜不安，病患时欲自尽。访余求治，叩其前服之方，有一医立通利、止涩二方，遇便频利则用止涩，遇便秘塞则用通利，常将服通利之药，忽小便已通利无度矣。将服止涩之药，而小便已点滴难通矣。病者医家相依为苦。按其脉两寸太洪，余皆无力，独肝肾更甚。余曰：肝主疏泄，肾主闭藏，开阖自有专司，奚待药力为用哉！今因肝肾俱病，各废乃职，利则益虚其虚，涩则愈增其滞，为调补肝肾，则各效乃职而自愈也。用八味加麦冬二钱、升麻八分、红花四分，重用人参冲服，使清者升，浊者降，瘀者化。中气一足，升降自能，肝肾既调，开阖得所。服之旬余，日渐轻强。后以生脉饮送八味丸四五钱，于空心午后，以归脾加减服之而痊愈。

——《冯氏锦囊秘录杂证大小合参》

按语：病人患淋证两年，经用通利、止涩法对症治疗，病情未得到有效控制。冯兆张根据两寸太洪、肝肾无力的脉象，诊为肝肾不足证。肝主疏泄，肾主闭藏，通过调补肝肾，恢复其主司开阖的功能，病情痊愈。体现出求本而治的思想。

29. 阳痿

阳痿属于隐私，患者难以启齿。医家又恐世俗之人经医药调治后，纵欲而耗竭精气，所以诸书置于不论。但"阳者生人生物之本，天地造化之机也。得而保之，可以生发于无疆"。而且年少阳痿患者，求治无门。因此，冯兆张广集经文及专门方论，在《冯氏锦囊秘录杂证大小合参·卷十四·方脉阳痿》中，系统论述阳痿的病因病机、治则治法、治疗禁忌，为后世辨治阳痿提供了有益的参考。

（1）病因病机

①先天禀弱

先天禀赋不足，肾精、元气虚衰，宗筋失养，生发之机亦弱，故而痿弱。"有因禀气不足，盖先天二阴中一点阳气，谓之祖气，此气禀之若旺，则后天虽有不节，其发生之势无穷。若禀受真阳不足，则阴精无自而生，虽投补血，总属后天，服之则旺，已之则衰，终非若祖气根深蒂固，生生不竭也"。

②行为不当

其一，早年斫丧过度，损伤阴精。"阳痿之由，有因早年斫丧过度，以致壮年精血不生。盖男子虽二八精通，古人必三十而娶。女子虽二七癸至，古人必二十而嫁。皆欲阴阳完固，乃得坚壮强寿。今未冠之男，未笄之女，阴气早泄，未完而伤，未实而动，如花果萌芽伤损，而欲成实坚固者鲜矣"。其二，病后劳后房事不节，重虚精血。"有因病后劳后不节，盖病后劳后，生气初萌而未旺，遂为损耗，以致精血重虚，生气复灭，由是萎顿不长矣"。其三，子时后行房，消耗弱阳。"更有因于子后行房，盖子后阳气初生，骤以竭之，生气消矣"。其四，长期无性行为，精血停滞而痿。"更有因于久旷，脉道闭绝，盖流水不污，户枢不朽，物之常也""久之则流行之脉络生疏，而虚阳不能单行于歧路"。

③情志内伤

情志内伤，使心神不安其宅，心肾不交，肾不能"作强"。"有因运用劳心，忧愁思虑，动作劳力太过，盖运用则火不内藏，劳心则神皆外越，忧愁则阳气郁结，思虑则精华暗耗，劳力则中表气虚，尚有何力以充其用哉？"

④饮食失宜

过进冷饮损伤真阳而致痿："有因嗜饮凉水太过，盖胃喜凉饮而恶热，肠喜热饮而恶寒，脏性之喜恶也。坎宫一点之阳，宜温以养之，不知节戒，恣饮寒凉，胃膈爽快于一时，而真阳受伤于无既矣。"或过食肥甘厚味，易致痰湿中阻，或湿热内蕴，使清气不升，浊气不降，气机郁滞而发阳痿："有因纵酒嗜味太过，过酒则耗散精血，过味则清气不升，皆足以致痿也。"

（2）治则治法

阳痿的治疗，以养心补肾为根本，而以填精补血为佐助。补阳以为阴之主，补阴以济阳之用，则心肾交而阴阳和。阳道为宗筋之所会，肝肾之所钟，元阳之所聚。通过滋补肝肾，填精补血，可治疗阳痿。

若真火之气衰弱，不能充发后天元阳，而竭其化生之源者，多加人参、黄芪、黑附。真阴不足，当久服多服八味地黄丸。若阴虚甚，则多加熟地黄；阳虚甚，则多加肉桂、附子；胃虚甚，多加山药；胃虚寒，去丹皮；先天不足，加紫河车、鹿茸。为增强疗效，采用多样的口服方式：气虚甚，人参汤送服；脾虚甚，米饮送服；虚火甚，淡盐汤送服；冬天温酒送服，夏天生脉散送服；气虚下陷，补中汤送服；心脾不足，归脾汤送服。长期服用不间断，则五脏平和，脏腑精血日长，输归于肾，不壮阳而阳自壮。

可以联合应用外治法，增强治疗效果。"既立补养之方，内调其阴阳，复设温润之药，外导其脉络"。使用外治法须注意内外相合。"然必内有阳气而外导可以宣行。设阴阳内竭，而强导之，徒增燥热为害，或溃肌裂肤，或疳蚀腐烂，重则性命有伤，轻则败坏形体"。这一治疗方案，为治疗阳痿提供了思路。另外，还提出适宜的外治方药——合欢保元膏、种子金丹，可在临床参考应用。

精神调节，也会影响阳痿的治疗效果。"凡思想无穷，不获如愿，以致元神萎弱者，当从其所愿而神自复。"清心寡欲能够固密精气，"肾为藏精之都会，听命于心君，若能遣欲澄心，精气内守，阴平阳秘，精元固密矣"。

（3）成方选用

可选用治纵欲所致下元虚败的补骨脂丸、治疗脾肾虚寒的还少丹。

30. 疝证

在《冯氏锦囊秘录杂证大小合参·卷十四·疝证大小总论合参》中，结合历代医家的认识，论述了疝证的症状、病因病机、治法方药和调护。

（1）病因病机

疝证的病因病机，以外感寒邪，内有湿热内蕴、肾气虚的基础。饮酒无度，肝经湿热，复外感寒邪，由于肝性急迫又为寒束，寒主收引，气不得通，因此疼痛剧烈；嗜欲劳伤，肾气愈甚，酒色无度，渗利不及，以致浊气下流厥阴，感受寒邪或操劳过度，则发作。疝证以湿热为标，而肾虚为本。

（2）临床表现

疝证有七疝之别。"从少腹上冲心而痛，不得前后为冲疝。肝所生病为狐疝。三阳为病，发寒热，其传为癫疝。黄脉之至也，大而虚，积气在腹中，有厥气，名曰厥疝。脾传之肾，病名疝瘕，少腹冤热而痛出白。足阳明之筋病，癀疝，腹筋急，又曰：肝脉滑甚为癀疝。脾脉微大为疝气，滑甚为癀癃，又曰：肾脉滑甚为癀癃"。冲疝、狐疝、癞疝、厥疝、瘕疝、癀疝、癀癃，是根据症状命名。

另外尚有特殊的证候。如疟腮将愈之时，少阳所感风热遗发于肝经，出现睾丸忽胀，一丸极大，一丸极小的偏坠；肾不能藏，小便渗入肾囊，出现阴囊大而阴茎反缩于内，小便淋漓；肝气虚损而不能舒达，出现阴茎全缩不见，而阴囊光肿不痛等。

总之，疝证有实有虚。寒则多痛，热则多纵，湿则肿坠，虚者在血分者不移，在气分者多动。

（3）治则治法

疝证病在肝经，治宜宽小肠之气，及温暖疏风渗湿。风则散之，寒则温之，暑则解热，湿则渗水，惊怒则调其心气，气水相搏，则行其小便。以五苓散加行气之药疏泄其气，茴香治小肠之气，金铃子、橘核去膀胱之滞，槟榔下气开导，少加木通，以导小肠之火。或用栀附汤，治外束之寒、内郁之热。

"嗜欲劳伤，肾水涸竭，无以滋荣，肝气则留滞内结，发为阴疝，是疝之发于肾虚者多矣。"因此，治疝宜从其化源补肾。只注重伐肝疏导，则病愈剧而难疗。若下部稍受微寒即病发，由浊阴之气结聚少腹，宜投以大剂人参、白术、干姜、肉桂等。

注意戒房事和饮食肥甘厚味。"大凡疝症，不断房事，与厚味酒面，则不可治。"房事会加重肾气虚衰，过食厚味则助湿生热，从而影响治疗效果。

（4）成方选用

可选用治寒疝疼痛的导气汤，治小肠疝气的乌药散。

案例

刑部郎王老先生，疝痛甚危。按其脉，左三脉弦洪而数，乃阴甚不足也。右关尺洪大而重按有力，此膏粱酒湿太过，房劳真水消亡，任其湿热下流，木失所养，筋无所荣，湿热内攻，阴寒外遏，乃激其木性郁遏之火，所以为疼为胀之莫可忍也。余以熟地二两，山茱、山药各二钱，滋其肝肾；丹皮三钱，茯苓三钱，泽泻一钱五分，渗其湿热；橘核三钱，疏其木郁；制附子一钱五分，盐酒炒褐色之黄柏一钱二分，使寒药为热药之向导，热药为寒药之向导。由是外寒散，内热除，真水生，雷火息，而疼胀乃瘳。

——《冯氏锦囊秘录杂证大小合参》

按语： 此患者素体阴虚，饮食不节，湿热内蕴；加之阴寒外遏，而致疼胀难忍。证属湿热为标，肾虚为本。治以散寒利湿，滋阴降火解郁，标本同治。服用六味地黄汤加橘核、附子、黄柏而愈。

（三）妇产科

清代成书的《傅青主女科》，在妇科方面影响极大。但因其成书年代虽较早而刊行较晚，在《冯氏锦囊秘录女科精要》未见相关内容。冯兆张在妇科方面的主要认识，来源于《黄帝内经》《金匮要略》及温补大家薛立斋、赵献可的影响。妇女疾病和男子的区别，在于经带胎产。冯兆张在保胎和生产过程调理方面，自创了妊娠止吐方、新定催生保产万全汤等药方。

1. 月经病证

冯兆张认为，月经病大致可分为月经不调和月经不通两类，包括月经先期、月经后期、闭经、崩漏、经行腹痛、经行体痛、经后发热、经行泄泻等病证。其分析产生月经病的病因病机，主要有情志失调，因忧思忿怒导致气血郁结不行，以及忽遇饮冷形寒，损伤冲任气血不调。冯兆张重视调经却病，首重清心节欲，强调避免嗜欲太过，以免精枯伤人。

（1）痛经

痛经是指妇女经期前后或行经期间出现周期性小腹疼痛，或痛引腰骶的病证。

①病因病机

痛经是妇科常见的病证。冯兆张根据疼痛发生的时间和证候表现，提出经前腹痛由寒湿所致、经后腹痛由气血亏虚所致。其曰："有经行前脐腹绞痛如刺，寒热交作，下如黑豆汁，两尺沉涩，余皆弦急，此由下焦寒湿之邪。""至于经后腹痛，尤属气血俱虚。"（《冯氏锦囊秘录女科精要·卷十六·经病门诸论》）

②治则治法

经行腹痛的治法，经前腹痛宜治下焦，以辛散苦寒血药治疗；经后腹痛，宜八珍汤。还根据临床实际情况，提出经前腹痛亦有血虚血涩所致，以养血药佐以顺气。此外，指出经后腹痛，亦有虚中有热证，宜逍遥散；亦有气滞而痛，宜四物汤加木香，临床上要随证辨治。

（2）闭经

闭经是指女子年逾十八，尚未初潮，或已行经而又中断达三月以上的病证。

①病因病机

闭经产生的机制比较复杂，有寒热虚实的区别。有脾胃虚衰，气血俱虚所致；有劳心太过，心火上行，不得下通胞脉所致；有中消，胃热，善饥渐瘦，津液不生，血海枯竭所致；有因冷客胞门，血寒凝泣所致；有因躯肥脂满，痰多占住血海，闭塞不行所致；有或夹寒，或夹热，而污血凝滞不行所致；有因食与湿痰，填塞太阴，导致经闭的机制。

②治则治法

冯兆张针对血枯经闭，由上焦心血耗损、中焦化源乏竭、下焦津液不足所致，提出在治疗上，分上、中、下三焦调治，宜泻火补血。由于饮食毒热，或暴怒凝瘀积痰，出现血滞经闭，宜活血破血，取大黄、干漆祛瘀生新。起于劳役忧思所致的血枯经闭，宜温和滋补，补益荣卫。

2. 妊娠恶阻

妊娠恶阻是指妊娠早期，出现恶心呕吐、头晕倦怠，厌食，甚至食入即吐的病证。所谓阻者，经血既闭，痰水积于中，阻其脏气，不得宣通。

（1）病因病机

妊娠恶阻是由于妊娠早期气血积聚以养胎元，其精血内郁，而秽腐之气上攻于胃，出现呕逆而不能纳食。

（2）临床表现

妊娠恶阻可见恶心呕吐，厌食，挑食，恶闻食气，甚至食入即吐，心烦闷，头晕倦怠，肢体沉重等症。

（3）治则治法

妊娠恶阻宜调血散郁。可用参橘饮。方中人参、白术、甘草补益中气；橘红、紫苏、木香、生姜散郁气；茯苓、麦冬、黄芩、竹茹清热除烦。

冯兆张总结出治疗恶阻呕吐的经验。如恶阻久吐不止，兼见脉微肢冷，服用附子理中汤加五味子。其中，人参、白术、炙甘草倍加，能乘载胎元；用干姜、附子之性，助人参、白术以温补中焦。久吐不止，诸药不受，用黄芩、麦冬、生地黄、橘红、茯苓、白芍、知母、甘草、葛根、竹茹、灯心草水煎服，以救急治标，呕止后，继续治本调理。

冯兆张特别提出，半夏是治疗妊娠恶阻的要药，"凡恶阻非半夏不能止"。由于半夏性辛燥，使用时用姜汁炒以制其毒。书中以历代医家的治疗经验加以说明。如：孙思邈提出半夏茯苓汤、茯苓丸，专治恶阻；张仲景用人参半夏干姜丸；罗谦甫用二陈去陈皮、甘草，即名半夏茯苓汤；朱丹溪用二陈汤加减；薛立斋用半夏茯苓汤，倍加白术安胎健脾，恶阻兼腰痛者，防胎堕下，尤宜二陈汤、四物汤，加黄芩、白术，和中理脾。

案例1

一孕妇，受娠未及二月，而大吐反有七十余日，即粒米汤水药饵，俱不能受，六脉沉微。余重用附子理中汤加五味子，饮食渐进。十余剂后，六脉渐洪，乃投胎门正药，如条芩、白术、归、芍之类，调理而愈。

——《冯氏锦囊秘录杂证大小合参》

案例 2

诊一孕妇，受娠两月，而大吐有四旬矣。六脉亦甚沉微，亦用前方数十剂，而脉渐和平，终难进以条芩、归、芍清热安胎之剂，可见人之性禀不同，而用药难一例为定见也。

——《冯氏锦囊秘录杂证大小合参》

按语： 以上两个案例，均为虚寒性妊娠恶阻，重用附子理中汤，一患服用安胎药物，一患未服安胎药物。通过治疗，证明人之禀赋不同，用药亦不能一概而论。

3. 难产

难产，是指母亲生产过程进展因受到阻碍而异常缓慢。难产会导致母亲及胎儿的罹病率及死亡率均有提高。

（1）病因病机

冯兆张认为，难产是由于产妇气血不足，体质虚弱，或临产时用力太早，及儿欲出，母力已乏，令儿停住，因而产户干涩，产亦艰难。

（2）治则治法

在临产几个时辰内，存亡危急，关系到母子性命。虽然古人非常重视，立方甚多，但冯兆张认为达生散立方平正，可调理于产前；生化汤用意甚深，可调理于产后，但不能用于危急催生。因此，冯兆张体会此二方之意合成一方，以调补气血为先，以温中散瘀下降为佐，气血得力，自能健运催生，此不催之催。命名为保产万全汤，能兼治横生、倒产，为催生保生之第一药，效果显著。

案例

一孕妇难产，五日之后，大人精神已竭，不省人事，六脉沉微，奄奄一息，腹中亦毫不觉动，下部肿极，求余消肿。若得产后而毙，亦无憾矣。余曰：大人小儿，精力俱竭，何能健运，以出母腹，即投以参、芪、当归、白术、酒芍、牛膝、姜、桂，温暖调补气血之剂，下咽之后少顷，腹中运动，疼痛而产，子母俱活。

——《冯氏锦囊秘录杂证大小合参》

按语： 该产妇经过五日未能顺产，精力耗尽，不省人事。冯兆张抓住气血不足的病机，用人参、当归、白术、芍药温补气血，牛膝、干姜、肉桂温性导下，使产妇得以顺利生产，子母俱活。

（四）外科

在《冯氏锦囊秘录外科小大合参·卷十九》中，论述了丹毒、痈疽诸毒、瘰疬瘿瘤、胎毒等病证的病因病机、证治及方药等。特别强调痈疽当避免应用寒凉法。

痈疽

痈疽是指发生在体表、内脏，局部肿胀、焮热、疼痛的病证。痈者，壅也，壅滞于阳络。大而高起，属乎阳，其脉浮数，故多由于六腑。疽者，阻也，阻伏于阴经。平而内发，属乎阴，其脉沉数，故多由于五脏。

（1）病因病机

痈疽的发生，是因感受外邪，情志失调，饮食不节，生活不规律，而致阴阳蕴结，荣卫凝涩而腐溃。

（2）治则治法

古人认为，一切痈疽初起，一毫热药不可用；若既出脓后，一毫凉药不可用。冯兆张补充论述了某些特殊证候的治法。如：气血虚寒，初起毒陷阴分者，需阳和托里以升达；在表既溃，而阴血干枯，需滋阴充畅以接续脓浆。其解释机制说："气虚不能逐毒者，温补兼托，阳和一转，阴分凝泣之滞，自能冰解。血虚不能化毒者，尤宜滋补排脓，故当溃脓毒气未尽之时，其托里之功刻不可缓。"其强调毒与火的关系，指出"毒之化火由脓，脓之来必由气血，气血之化必由火也。火可清乎？况清凉之法，仅可施于疮疥小疖耳。若遇通经达络之疽，攻托尚虞不暇，岂可复行清解"（《冯氏锦囊秘录外科小大合参·卷十九·痈疽诸毒大小总论合参》）。在毒既去尽、红润肌生的恢复期，可以在补养气血之中佐以银花、国老，以解有余不尽之毒。因此，虽然连翘、花粉亦能解毒，但是会损伤胃气，当禁用，这是冯兆张对于痈疽治疗禁忌的独特认识。

案例

司农蒋老先生，向来脉气寸强尺弱，故服八味丸，已有年矣。无如劳心太过，药力不能胜其君主妄动之火。余南还时，闻司农于九月间鼻衄大发，调理虽愈，不能节劳，故阴道未能平复，嗣后口渴殊甚，饮汤水如甘露焉，虽数十杯，不足满其欲也。余次年入都，劝其大为壮水主之，佐以引火归原之饵，则木升火降，消渴之热自除，变生之证可杜。奈视为忽略，虽服数剂，口渴略减，即停药饵。至四月间，背上忽隐隐疼痛，渐渐痛甚肉硬，亦未知其为疽也。半月之余，背上疼痛重极，招余诊视，当脊少偏半寸，外虽不肿，肉分坚实碗大矣。余曰：久渴不治，阴水日亏，阴火日烁，荣卫失调，故书有脑疽、背疽之预防也。今外虽不肿，阴分已成，形受伤矣。亟为托出阳分，使毒气勿致逗留，陷入脏腑也。乃外用大黄二两，芙蓉叶、赤芍各一两，白及、白蔹各五钱，为末，鸡子清调，敷毒四围；内则重滋阴水，兼为解托，如熟地、山药、川贝、角刺、天虫、甲片、生甘草、连翘、金银花之类。及其形肿既成，乃早晨空心吞服八味丸五六钱，以培先天之水火。食远服大补荣卫及排脓托里之剂，以助后天气血，如人参、生黄芪、当归、白术、白芍、天虫、甲片、角刺、金银花、甘草节、白芷之类，日服二剂。外以古方太乙膏加男发、蓖麻子、乳香、没药，煎膏贴毒，以呼毒气出外，四围仍敷以杜散漫。如是调理，不旬日而焮肿日高，四围红肿日消，疼痛日减，背肿日轻，已有脓势。奈有力举一专门外科视之，去其四围敷药，内进清凉解毒，外用敷药漫涂毒上，二三日间，平塌日甚，根脚复大，疼痛难忍，且云内溃已甚，黑烂深大，口出无稽之语，司农心骇，乃复延余视，知其毒势溃漫无拘，且乘正虚，复有内袭之虑矣。急去其所敷，仍前外围内托，照前加减，每剂更加肉桂钱余，数剂之后，仍前高肿而红活，竟如些小肿硬，溃脓而愈，毫不大伤肌肉，不待珍珠掺药，而疮口渐平，口渴诸症尽退。故要知一切肿毒，原非毒也，乃气血不和，留结所致，调其气血而毒自解。若以清凉解毒为事，则反伤胃气，气血愈虚，虽欲解毒，毒滞于中，况遇清凉冰伏于内，反成大害，可不慎之！

——《冯氏锦囊秘录杂证大小合参》

按语：本案患者，久渴不治，阴水日亏，阴火日烁，荣卫失调而成痈肿，分阶段内外结合治疗，外治拔毒，内治重滋阴水，兼为解托。慎用清凉解毒。

（五）痘疹科

《冯氏锦囊秘录痘疹全集》是论述痘疹的专书，系冯兆张收集前人经验，结合自己的临床经验编写而成，论述可谓详尽。

麻疹

麻疹是由时邪引起的急性出疹性传染病，以发热、咳嗽、鼻流清涕，皮肤出现斑丘疹为特征。疹子具有顶尖而不长，形小而匀净，有形无汁，随出即收的特点，多先见于耳后项上。

（1）病因病机

麻疹由胎毒而发，因疫疠时行，气候暄热，传染而成。邪气从口鼻而入，影响肺脾功能，出现发热、咳嗽、皮肤出现斑丘疹等症。

（2）治则治法

发病初期，疹属君火，有热而无寒，多见肺症，宜解散。可参考时令变化选择相应的方剂，如"治者须察时令寒暄，随机处变。如时大寒，则以桂枝葛根汤发之；大热则以升麻葛根汤，合人参白虎汤发之；不寒不热，则以防荆败毒散发之"（《冯氏锦囊秘录痘疹全集·卷十三·论治疹当随时令不可执用寒凉》）。

疹既出之后，则补阴以制阳。由于疹热甚，煎熬阴分，血多虚耗，为避免阴虚火动，余热难清，宜滋阴清火调理。

另外，冯兆张又指出治疗麻疹的弊病。如"今医徒守古人疹多实热之论，寒凉肆进。壮实者，根本原固，故得标症清解而即愈。怯弱者，不耐疾病，经此多日壮热，早已阴亏气弱，再加疏表解毒寒凉，以有形有余之药，攻无形所变之虚，不知阳毒之有余，实由阴血之不足，舍其实在之虚，攻其无影之毒，有不令愈热烦躁而增泄泻喘促，甚至不起者多矣"（《冯氏锦囊秘录痘疹全集·卷十三·论麻疹属腑治法》）。临床上善用全真一气汤去人参，扶正以祛邪，救治重症麻疹。

出疹后，注意保暖，饮食清淡，防止发生各种变证。

案例

余长孙大业，年四岁，时当夏月，正值家中大小麻疹盛行，长孙亦染其证，因不肯服药，乃避风静摄听之，热至五六日来，精神甚疲，昏睡露睛，身上隐隐出现，头面甚微，且额热如烙，腿足温和，饮食不进，焦灼无汗，余曰：面不起者，乃阳虚不能上托也。额热倍常者，龙雷之火上乘也。不食神倦者，久热伤中而中气不运也。焦燥无汗者，久热而真阴枯涸也。昏睡露睛者，神疲而督脉缩急也。若用疏散益耗真阳真阴，虚火妄炽，风从内起，必有似惊非惊之变，况阴竭而复行疏解，则真阴愈槁，必有烦躁狂乱之虞，气血根本既败，其为气血无形变现之斑疹，何自而充托于外哉！乃用熟地八钱，滋水以为君；炒黄白术三钱，固中气以为臣；牛膝二钱四分，使其浊阴下降，炒燥麦冬二钱，五味子三分，收摄肺气，敛纳龙雷下归，并以为佐；制附子六分，直固丹田，以为使，则真阳既得，而面上之疹不攻自起矣。额上之火烙，不解自退矣。真阴既得，则身上之焦灼，自可得汗而和矣。果辰刻服药之后，不逾时而面上尽起，额热大减，身有微汗，神情顿爽，但久热狼狈，余晚间以人参八分，麦冬一钱，五味子五粒，煎汤温服，次日精旺神强如故矣。或疑五味子酸敛为虞，殊不知内有附子大力之药，一敛则其力愈大，真阳一壮于中，阴翳顿解于外，即所谓一胜则一负也。故滋真水以取汗，汗出裕如壮真阳以散假阳，假阳顿释，如太阳一照而龙雷自息也。水火既调，百病俱已，再调正气于内，邪气自散于表，故治有形之百病，皆当于无形之气中求之，则有形之变幻，尽属无形之虚张，谁谓外邪之传袭，实是本身之发现，不求本而妄行驱逐，其有不败者几希！

——《冯氏锦囊秘录痘疹全集·卷十三·麻疹门杂证》

按语： 麻疹为外感疫疠邪气，宜疏散，但患儿阴阳俱虚，疹出不透，诸症严重，通过调节水火，求本逐邪，汗出热退麻疹透发而愈。

二、临床用药特点

冯兆张能在临床上取得不凡的疗效，与他对于本草的深刻认识是密不可分的。其在治疗过程中，重视药性，重视药物之间的配伍。如《冯氏锦囊秘录杂证痘疹药性主治合参·卷首·总论诸要》："医之用药如用兵焉，料敌出奇者，将之谋也；破军杀贼者，士之力也；审度病机者，医之智也；攻邪伐病者，药之能也。"因此，治疗"须合众药之所长，而又善护其所短，不但既明寒热补泻之性，贵在熟得损益变化之情，我心之意见，与药之性情，如契合神交，方能得心应手，共图平定之功，则断无伤生之误矣"。

（一）对药物的基本认识

冯兆张对药物的基本认识，源自《本草纲目》《本草蒙筌》《分部本草》《本草经疏》《本草汇》，主要记载于《冯氏锦囊秘录杂证痘证药性合参》和《冯氏锦囊秘录痘疹全集·卷二·玉髓药性赋》中。冯兆张强调对药性的重视，对药物的性味功效进行了详尽的论述，尤其对药物在杂证和痘疹中的应用进行合参，议论颇为独特，是古代本草中有代表性的文献。除对前人的成就进行总结外，还在按语中结合临证经验，介绍了对某些药物的运用体会，这方面尤其值得重视。其中，对于构成全真一气汤和加味八味丸的药物，在性味、功效、适应证、禁忌证等方面的阐述极其详细。兹简要论述如下：

1. 人参

《冯氏锦囊秘录杂证痘疹药性主治合参·卷一·草部上》云："人参味甘，合五行之正；性温，得四气之和。受天春升生发之气，禀地清阳至和之精，状类人形，上应瑶光，故能回阳气于垂绝，却虚邪于俄顷，功魁群草，力等珍丹。"可"益五脏真元不足，理肺金虚促短气，泻心肺脾胃火邪，治劳伤虚火上逆，健脉理中，生津止渴，开心益智，滋补元阳，却惊悸，除梦邪、肠胃中冷、心腹鼓痛、胸胁逆满，破坚积，宣壅滞，除健忘，兴阳道，养精神，安魂魄"。适用于气虚证、血虚证。可单独服用，或兼他药合用，同茯苓、白术则燥湿，同熟地黄则滋补，同麦冬则清润。人参还可用于醒酒，因人参能培补酒所伤元气。可以加入外科掺药中，治疗正气不足的久溃痈疽，加入眼科净药中治疗久患目疾。用于一切产后病后，及痈疽出脓后，元气未复时，均有奇效。人参又为治痘之圣药，但热毒盛时、血热痘初、痰壅证、肺热咳甚者禁用。

2. 白术

冯兆张认为，白术甘温，得中土之冲气，为补脾胃之第一品。可"缓脾益津，除湿益燥，健脾进食，消谷补中，除胃虚停饮，理心下急痛，补劳倦内伤，祛周身湿痹，驱胃脘食积痰涎，皮毛间风，腰脐间血，手足懒举贪眠。在气主气，在血主血，中气不足，脾胃诸虚之圣药也。同枳实能消痞，同黄芩能安胎，有汗则止，无汗则发"(《冯氏锦囊秘录杂证痘疹药性主治合参·卷一·草部上》)。太阴主生化之元，其性喜燥，其味喜甘，其气喜温，白术备此三者，故为中宫要药。每遇暴病大虚，中气欲脱之证，用此馨香冲和之味，托住中气，直奏奇功，不亚人参。白术偏于燥性，不可久服，喘证哮证患者忌用。

3. 熟地黄

冯兆张在《冯氏锦囊秘录杂证痘疹药性主治合参·卷一·草部上》指出："熟地黄为补肾要药，养阴上品，六味丸以之为君，天一所生之本也。四物以之为君，乙癸同源之义也。"具有"大补血衰，倍滋肾水，填骨髓宜真阴，专补肾中元气，兼疗藏血之经，折跌绝筋伤中，五劳七伤血痹，五脏内伤，补绝续断，通血脉益气力，聪耳目乌须发，退虚热而润燥，补精血而调经"之功。用于治疗伤寒后胫骨疼痛、新产后脐腹急痛、内伤肝筋肾骨病证，疗效显著。熟地黄性黏腻，入脾虚剂中，宜酒浸炒干用，有痰者姜汁拌炒用。强调熟地黄的制备必经九蒸九晒方熟，不可认为一煮透便是熟地黄。因熟地黄禀北方纯阴之性而生，非太阳与烈火交炼则不熟。

4. 附子

冯兆张认为，附子气味大辛大热，微兼甘苦，而有大毒。能够壮元阳元火，散阴湿阴寒，功专走而莫守，引诸药通行诸经，治疗五脏沉寒、四肢厥逆等一切沉寒痼冷之证，为除风寒湿三邪之要药。

附子与乌头、侧子、天雄、乌喙五物，同出而异名。附子，母为乌头，附生者为附子，连生者为侧子，细长者为天雄，两歧者为乌喙。其中，附子性重滞，温脾以逐寒；乌头性轻疏，温脾以祛风。寒证用附子，风证用乌头，均补下焦，治各稍异。乌附尖，吐风痰，治癫痫，取其锐气，直达病所。侧子发散四肢，充达皮毛，治手足风湿诸痹。天雄形大而长，主寒湿冷痹，历节拘挛，开关利窍，取其辛热走窜，与乌头功用相等。

附子禀雄壮之质，有斩关之能，必重用人参、白术驾驭，以温通兼补益。譬如虽勇将当先，必军粮继后，方能成功。古人用参附汤、芪附汤、术附汤，温热回阳之功在乌头、附子，而补益元气之功重人参、白术。另外附子无干姜不热，得甘草则性缓，得肉桂则补命门，临床上配伍使用发挥功效。而阴虚内热，及内真热而外假寒者，不可误服，孕妇则忌用以免堕胎。

5. 山药

山药，味甘兼咸，温平无毒。具有补中益气，开胃健脾，滋阴，除湿，止泻的功效。治疗诸虚百损、五劳七伤、烦热、头面游风、风眩、遗滑、泄泻、腰痛等证。色白甘润又能益肺。但性缓，需大剂量使用，而且不适合危急重症的治疗，不宜与面同食。

6. 麦冬

麦冬味甘微寒，禀秋令之微寒，功能为清心润肺，润经益血，复脉通心。用于治肺家伏火之邪，肺痿吐脓腥臭。肺燥咳嗽，同人参、五味共煎，名生脉散，专补元气。与地黄、阿胶、麻仁配伍，治心脏劳伤虚损，心血错经妄行。还可用于散心腹结气，消脾胃虚滞，和颜色，悦肌肤，清膈上之稠痰，调四肢之经脉，去心下支满，退虚热客邪，行经通乳。火盛气壮多生用，气弱胃寒少用或炒用。

7. 泽泻

泽泻味甘咸寒无毒，具通淋利水，除湿止渴的功效，用于治疗尿血泄精、泻痢肿胀等证。补肾药中用泽泻的目的，在于通过泻肾中湿火，使补药更好地发挥药效，故古人凡用补药，必兼泻邪，体现开合有度。泽泻在运脾利水药中宜生用，在滋阴利水药中宜盐水拌炒用，在温补药中宜盐酒拌炒用。病患无湿邪或肾虚精滑、目虚不明等禁用泽泻。

8. 牛膝

牛膝味苦酸平，味厚气薄，走而能补，性善下行，专入肝肾。能补益肝肾，壮筋骨，利腰膝，活血通淋，引火下行。广泛应用于临床诸症，可治足痿筋挛，腰膝酸痛，阳痿失溺，心腹诸痛，难产，小便短少，膏血诸淋，痛肿恶疮，金疮伤折，手足寒湿痿痹，还适用于浊阴不降所致脑中作痛，喉痹齿痛，虚火上浮，咳嗽不宁。单煎可治老疟弗愈，女人血癥血瘕，月水行迟，产妇血晕，血虚，儿枕痛甚。同麝纳阴户可堕胎。引火下行宜生用，补益肝肾宜洒拌蒸晒干用。嚼烂外敷，能出木竹诸刺。

冯兆张指出，杜仲主下部气分，牛膝主下部血分。因此，二者相须为用。由于牛膝性专走下而滑窍，故血崩、梦遗、精滑、脾虚下陷者，应当禁绝。

9. 牡丹皮

丹皮味苦而微辛，其辛能行血，苦能泻热，其气寒而无毒，其色赤而象火。能除血分邪热及癥坚瘀血，并清理阳明，排脓止痛。为入心经正药，兼入肝肾阴分。可用于无汗骨蒸，吐衄，肠胃中癥坚瘀血，还主神志不足，月经不调，产后冷热血气，风痫，痈肿。胃气虚寒，以及经行过期不净者勿服。

冯兆张提出，清泻相火，牡丹皮优于黄柏；若用黄柏治相火，因黄柏苦寒而燥，既可伤胃，久则败阳；丹皮能泻阴中之火，使火退而阴生为胜。

10. 五味子

五味子味酸微苦咸，味兼五而无毒，五味子肉酸有余而甘不足，核中苦辛而咸，古人通过击碎，拌以蜜酒蒸之的制法，补其甘之不足，而少解其酸敛之峻骤。

五味子具有生津止渴，益气强阴，涩精定喘，敛汗固阳，补虚明目，除热，解酒毒，壮筋骨功效。可治疗虚损劳伤，瞳神散大，肺气耗散，肾精亏虚，为摄气归原、强阴益精之要药。同干姜煎，治冬月肺寒咳嗽。同黄芪、人参、麦冬、黄柏，治夏季神力困乏。

禁用于风邪在表，痧疹初形，一切停饮，及肺有实热的病证。

11. 肉桂

肉桂味甘、辛，其气大热，小毒。辛能散风，甘能和血，温能行气，香能走窜百脉，入肝走肾，专补命门真火不足，温经暖脏，散阴寒，导火归原，利水道，破血通经，散气消痈。用于腹内沉寒痼疾，腰膝冷痛，疟疾久发寒热，筋骨不坚，关节不利，堕胎，催生，痈疽痘毒的治疗。阳盛阴虚者忌用。

冯兆张指出："桂附二味，虽具辛热补阳，然古哲立方，有二味并用者，有用桂不用附者，有用附不用桂者。"因而，此二药不可混投。今人未仔细研究两者在细微之处的差异，但以其性辛温，或肉桂或附子，往往任意取用。肉桂和附子的区别在于："肉桂味甘而辛，气香而窜，可上可下，可横可直，可表可里，可补可泻，善通百脉，和畅诸经，鼓舞气血，故健行流走之效虽捷，但性专走泄，而温中救里之力难长，未免进亦锐退亦速也。至于附子气味大辛，微兼甘苦，气厚味薄，降多升少，从上直下，走而不守，其救里回阳之功，及引火藏源之力，温经达络之能，是其所长，非若肉桂辛甘，轻扬之性，复能横行达表，走窜百脉也。一则味辛而兼微苦，所以功专达下走里，以救阴中之阳，为先天真阴真阳之药也。一则味甘而兼辛，所以既补命门，复能窜上达表，以救阳中之阳，更为后天气血营卫分之需也。"如是则根据表里阴阳轻重，选用肉桂或附子。"故纯以大温峻补中气，真阴真阳，救里为事者，或二味并投，或君以参术，佐以附子为用，如八味丸桂附并需，参附汤、术附汤、理中汤之类，勿用肉桂是也。如欲温中兼以调和气血，走窜外达，顾表为事者，则以培补气血之药为君，而单以肉桂一味为佐使，如参芪饮、十全大补汤、人参养荣汤之类，勿用附子是也"（《冯氏锦囊秘录杂证痘疹药性主治合参·卷四·木部》）。

12. 茯苓

茯苓味甘淡，性平，无毒。甘能补中，淡能利窍，为渗湿扶脾、解热散结、利水补中之要药。可安胎气，暖腰膝，生津液，健脾，驱痰火，益肺，利血，渗湿，安魂，却惊，开胃厚肠。其主治胸胁逆气，膈中痰水，忧恚惊恐，寒热烦满，心下结痛，咳逆舌干，水肿淋结，五劳七伤。上以渗脾肺之湿，下以伐肝肾之邪，为利水燥湿之要药。阴虚之人，不宜用茯苓。

茯苓、茯神同生于古松之下，津盛发泄于外以成者为茯苓，其内守抱根而生者为茯神；茯神抱木而生，专补心经，主恍惚惊悸，恚怒健忘，辟不祥，开心智，安魂魄，养精神，为收敛神气之用。

13. 山茱萸

山茱萸，味厚固精，味酸滋肝，性温而润，气温而主补，味酸而主敛，入肝肾二经。具有温肝补肾，益髓固精，暖腰膝，兴阳道，长阴茎，安五脏，通九窍，缩小便，明目的功效。用于治疗肠胃风邪，寒热疝瘕，小便淋沥遗尿，鼻塞目黄，耳聋面疱等症，为遗滑的要药。小便不利，阳强不痿者勿用。

14. 何首乌

何首乌味苦涩微温，具有益血祛风、补肝肾、长筋骨、悦颜色，乌髭鬓，调和血气的功效，应用于瘰疬痈疽，头面风疹，心痛，虚劳，妇人带下等症。

何首乌与熟地黄均可养阴。冯兆张在来源功效方面，对何首乌、熟地黄进行比较分析，提示在临床使用过程中，选择适用病情的药物。熟地黄禀仲冬之气，以生蒸晒至黑，则专入肾而滋天一之真水。其兼补肝者，因滋水而旁及。首乌禀春之气以生，而为风木之化，入通于肝，为阴中之阳药，故专入肝经，以为益血祛风之用。其兼补肾者，亦因补肝而旁及。一为禀精先天真阴之药，故其功可立救孤阳亢烈之危；一系调补后天营血之需，以为常服，长养精神，却病调元之饵。先天后天之阴不同，奏功之缓急轻重亦有大异。何首乌补血之中复有补阳能嗣之力，地黄专功滋水，气薄味厚，坚强骨髓。

15. 吴茱萸

冯兆张指出，吴茱萸辛散燥热，散阴寒、疏肝气、止泻，用于胸中脾胃寒冷，膀胱受湿，阴囊作疝，久滑冷泻，阴寒小腹作痛等病证。由于其性极燥极急，多用则损元气，故非大寒者不可轻投。治疗虚泄时，必配合人参、白术。同时，注意少量使用。阴虚火盛禁用。

冯兆张外用吴茱萸，治疗咽喉口舌生疮的经验，也值得临床借鉴。其方法是以醋调吴茱萸末，贴两足心，能够引热下行，消除疮痈，疗效显著。

（二）临床病证用药特点

冯兆张在临床上，根据六气病因以及惊疳吐泻等病证之不同，选取适宜药物配伍使用；对于痘疹类病证，则根据不同阶段配伍药物。

1. 六气及惊疳吐泻要药的使用

冯兆张指出，成人各种病证多存在六气病因；小儿各种杂证中，惊疳吐泻严重。故冯兆张于六气诸论及惊疳吐泻数门，汇集论述方证之后，列举了各种病证的用药以备参考。如其所云："赘以补泻温平之药味，列为数

类，使后人一览可知，随病采药，不泥于成方之拘执。"（《冯氏锦囊秘录杂证大小合参·凡例》）

（1）惊风门要药

①清风热

柴胡、黄芩、葛根、防风、桔梗、荆芥、生甘草、连翘、天花粉、栀子、龙胆草、犀角、黄连、淡竹叶、灯心草、滑石、芦荟。

②散风寒

防风、羌活、紫苏、前胡、桂枝、细辛、麻黄、生姜、葱白。

③消食去滞

山楂、枳壳、木香、陈皮、大腹皮、大黄、朴硝。

④镇惊安神

天麻、茯神、远志、酸枣仁、钩藤、菖蒲、丹参、麦冬、当归、芍药、朱砂、珍珠、灯心草、龙脑、金箔、龙齿、麝香、檀香、安息香、苏合香、乳香、琥珀、代赭石。

⑤豁痰利气

橘红、白附子、白芥子、苏子、莱菔子、僵蚕、胆南星、半夏、天麻、贝母、郁金、姜黄、杏仁、前胡、天竺黄、雄黄、牛黄、珍珠、轻粉、礞石、巴霜、蜈蚣。

⑥温补脾胃

肉桂、白术、炮姜、煨姜、丁香、炙甘草、藿香、茯苓、黄芪、人参、附子、肉果、山药、木香、砂仁、白扁豆、紫河车、陈黄米、莲肉。

按语：急惊多为初病，尚为实证。缘于惊触、风热、痰热、食郁所致，据所因而施治，佐以惊门类药，从标清理。而慢惊、慢脾，由于治疗不当，由客病而累及本病，需从本治疗，此时绝不可用惊门类药。

（2）疳门要药

①清疳热

黄连、胡黄连、黄芩、栀子、地骨皮、石斛、五谷虫、青黛、滑石。

②消疳化积杀虫

草龙胆、芦荟、雄黄、贯众、干蟾、三棱、莪术、枳实、山楂、使君子、杏仁、雷丸、槟榔、阿魏、芜荑、石决明、神曲、香附、青皮、木香。

③滋阴养血

生地黄、熟地黄、当归、白芍、丹皮、地骨皮、知母、黄柏、泽泻。

④健脾开胃培元

山药、茯苓、白术、砂仁、陈皮、白蔻仁、芡实、人参、甘草、米仁、肉果、莲肉、陈米之类。

按语：疳为儿科病证，二十岁以下其病证为疳，二十岁以上其病证为痨，均有气血虚损的病机。其中，疳证之热、寒、积，为虚中之热、虚中之寒、虚中之积，故治其积不可峻取，治其寒不可骤温，治其热不可过凉。治疗疳积，体质壮实者，可先去积而后扶胃气；身体虚衰者，先扶胃气而后去积。

（3）吐泻门要药

①消食化痰

枳实、枳壳、陈皮、半夏、草豆蔻、莱菔子、山楂、厚朴、香附、麦芽、神曲。

②清热平胃

香薷、黄连、木瓜、藿香、木通、石斛、陈皮、厚朴、甘草、泽泻、猪苓、苍术、滑石。

③温补止泻

肉果、吴茱萸、肉桂、丁香、木香、诃子、赤石脂、龙骨、人参、茯苓、山药、砂仁、益智仁、米仁、白术、炙甘草、白豆蔻、陈米、莲肉、白扁豆、煨姜、乌梅。

按语： 呕吐有虚实，实邪有食积、顽痰、热邪，治以消食化痰、清热平胃。泄泻有脾虚、肝虚、肾虚之三虚，治以温补脾阳、肝阳、肾阳以止泻。

（4）中风门要药

①祛风豁痰顺气

天麻、白附子、白僵蚕、独活、羌活、麻黄、防风、钩藤、石菖蒲、薄荷、白芷、桂枝、肉桂、生附子、全蝎、天南星、胆南星、半夏、玄明粉、白花蛇舌草、陈皮、乌药、川芎、桔梗、杏仁、枳实、川乌、秦艽、防己、竹沥、荆芥、檀香、丁香、沉香、木香、牙皂、牛黄、麝香、苏合香、雄黄、安息香、朱砂、珍珠、琥珀、生姜、大枣、葱白。

②补真火以追复失散之元阳

肉桂、附子、人参、炮姜、炙黄芪、白术、炙甘草。

③填真阴以敛孤阳之浮越

熟地黄、生地黄、当归、芍药、枸杞、肉苁蓉、巴戟天、山茱萸、乳制茯苓、紫河车、人乳、山药、泽泻、麦冬、五味子、姜炭、制附子。

④养肺金以平肝木，补肾水以润肝荣

熟地黄、麦冬、五味子、当归、白芍、酸枣仁、丹参、柏子仁、茯苓、茯神、贝母、玉竹、石斛、蒺藜、远志、银柴胡、天麻、郁李仁、麻仁、玄参。

⑤补精血以实骨髓，调荣卫以舒经络

人参、熟地黄、当归、杜仲、续断、豨莶草、五加皮、松节、何首乌、鹿茸、虎胫骨、牛膝、秦艽、忍冬藤、肉桂、桂枝、豆、酒、羊肉。

按语： 中风症状繁杂，病情危急，多由肝阴不足，肾水有亏，虚火上乘所致。其无故卒倒，为筋骨无养，偏枯不遂所致，故滋肾养肝，为治本之至要。养肺金以平肝木，补肾水以润肝荣。中风神昏，为阴虚阳暴绝，即内夺暴厥之证。急者宜峻补其阳，继填实真阴。缓者顺气化痰，以救其标，补阴养阳，以固其本。偏枯拘挛，治以养血温经。

（5）寒门要药

①辛散表寒

防风、羌活、紫苏、川芎、细辛、延胡索、麻黄、桂枝、生姜、葱白。

②温散中寒

炮姜、厚朴、草豆蔻、白豆蔻、丁香、益智仁、砂仁、草果、香附子、炙甘草、煨木香、吴茱萸、藿香、紫苏、艾叶、煨姜、煨肉果。

③温补下寒

轻则如补骨脂、巴戟天、吴茱萸、枸杞子、菟丝子、鹿茸、鹿角胶之类；重则如肉桂、附子、人参、炮姜。

按语：寒证，或外受或内伤，当治以辛散、温散、温补之法。人参性本温平，与肉桂、附子同入"温补下寒"之列。因未有寒而不虚者，故治疗虚寒须兼用温补。

（6）暑门要药

①清散暑气

薄荷、扁豆、香薷、木瓜、陈皮、厚朴、滑石、川黄连、生甘草、麦冬、赤茯苓、连翘、黄芩、黑山栀、木通、泽泻。

②清暑调元

人参、麦冬、生地黄、五味子、香薷、扁豆、黄连、茯苓、生甘草。

按语：冯兆张认为，暑为六气之一，即天上之火。感受暑邪，宜用寒水折之之法，选用清暑益气之品治疗。暑热之邪易伤元气，宜调补元气。

（7）湿门要药

①祛湿利水

独活、苍术、白芷、川椒、赤茯苓、茯苓皮、木通、萆薢、秦艽、金银花、天麻、天南星、半夏、防风、猪苓、葳灵仙、防己、五加皮。

②扶脾渗湿

白茯苓、白术、升麻、人参、附子、肉桂、炮姜、炙甘草、白扁豆、猪苓、泽泻、炒黄米仁、山药。

按语： 湿为阴邪，或自外入，或自内生。湿邪最易伤脾，治以健脾利湿。"治湿不治小便，非其治也"治以淡渗通利。治外湿宜升阳风药，兼实脾土以除湿。

（8）燥门要药

①消火抑燥

玄参、天花粉、桃仁泥、杏仁、瓜蒌子、苏子、玄明粉、生地黄、麦冬、黄芩、黄连、黄柏、大黄、丹皮、石斛、知母、竹沥、荆沥、诸油、诸乳、梨汁、藕汁。

②滋阴润燥

麦冬、天冬、生地黄、熟地黄、玉竹、肉苁蓉、当归、芍药、阿胶、五味子、枸杞子、山茱肉、柏子仁、河车膏、牛膝、血余炭、蜂蜜、人乳、童便、胡桃、麻仁、黑芝麻。

按语： 燥证治疗难度大，宜投以润剂。治风燥以养血润燥，清热燥以壮水滋阴润燥。

（9）火门要药

①清散外入之火

薄荷、黄芩、防风、荆芥、连翘、升麻、葛根、黄连、黄柏、大黄、犀角、羚羊角、柴胡、赤芍。

②清理中郁之火

山栀、制香附、青黛、青蒿、龙胆草、黄连、黄芩、射干、芦根、石膏、竹茹、竹叶、兰叶、葛根、连翘。

③滋降下起之虚火

龟甲、鳖甲、地黄、丹皮、玄参、麦冬、五味子、地骨皮、牛膝、黄柏、秋石、童便、人中白。

④温息肝肾龙雷之火

黑姜、附子、肉桂、熟地黄、山茱萸、丹皮、山药、茯苓、泽泻、麦冬、牛膝、五味子。

⑤温养脾胃炉中之火

人参、黄芪、白术、当归、炮姜、附子、补骨脂、炙甘草、五味子。

按语：根据火证的具体证候及病机，确定相应的治疗原则。五脏之火，以苦寒之味泻有余之火。若饮食劳倦，内伤元气，宜以甘温之剂除之。若阴微阳强，相火炽盛，宜以甘寒之剂降之。心火亢极，郁热内实，为阳强之病者，宜以咸冷之剂折之。若肾水受伤，真阴失守，无根之火，为阴虚之病者，宜以壮水之剂制之。若胃虚过食冷物，逼退阳气于脾土，而为火郁病证者，宜以升散之剂发之。

2. 小儿痘疹用药

在《冯氏锦囊秘录痘疹全集·卷十五·锦囊新制治痘用药活法》中，冯兆张分析了小儿痘疹用药的条件，提出了治疗小儿痘疹的常用药物。"痘疮日期，有太过不及，故兹不以朝数定限。假如起胀迟者，则虽起胀日期，犹当类采见点时药，灌脓迟者，则虽灌脓日期，犹当类采起胀时药，每限更分气虚血热两条药例，使便于按门采用。二证相兼者，则二项药相参采用。如此，则期之太过不及，与候之气血虚实，备得其宜矣"。

（1）发热疑似未明时备用诸药

①重感风寒

独活、羌活、麻黄、细辛、桂枝、防风、干葛、柴胡、僵蚕、枳壳、橘红、紫苏、川芎、白芷、蝉蜕、荆芥、葱白、生姜。

②轻冒风热

防风、荆芥、柴胡、陈皮、川芎、天麻、牛蒡子、桔梗、杏仁、甘草、蝉蜕、连翘、玄参、木通、山楂、芫荽。

（2）发热辨痘已明时备用诸药

①气虚证

防风、荆芥、川芎、桔梗、陈皮、甘草、茯苓、苏叶、蝉蜕、僵蚕、穿山甲、胡荽、笋尖、桑虫、酒酿、鸡冠血。气弱甚，可加人参、肉桂少许。

②血热证

升麻、干葛、防风、荆芥、蝉蜕、天虫、川芎、丹皮、红花、赤芍、生地黄、紫草、犀角、羚羊角、穿山甲、桑虫、鸡冠血、牛蒡子、连翘、玄参、桔梗、甘草、山楂、陈皮、大腹皮、木通、笋尖、芦根、大黄、石膏。血热痘证，用羚羊角较犀角更佳。犀角凉心而毒则凝滞，羚羊角则凉肝而治血热，清肺而肃上焦，上安心而益气，下除热而益阴，性散结而不滞，故尤效。

（3）见点时备用诸药

①气虚证

川芎、僵蚕、桔梗、甘草、陈皮、蝉蜕、穿山甲，酒酿、胡荽、笋尖、桑蚕、鸡冠血、羊头脑。

②血热证

升麻、川芎、僵蚕、桔梗、甘草、连翘、陈皮、山楂、蝉蜕、甲片、牛蒡子、玄参、丹皮、生地黄、水牛角、归尾、酒炒黄芩、酒炒黄连、木通、红花、赤芍、地龙、蜂房、紫草、灯心草、笋尖、桑虫、鸡冠血、酒酿。

（4）起胀时备用诸药

①气虚证

川芎、天虫、陈皮、甘草、桔梗、穿山甲、皂角刺、人参、黄芪、山药、酒炒当归、粘米、圆眼、桑虫、酒酿。

②血热证

川芎、天虫、陈皮、甘草、桔梗、山楂、连翘、羚羊角、玄参、丹皮、红花、生地黄、当归、赤芍、粘子、酒炒黄芩、酒炒黄连、煅石膏、地龙、紫草茸、穿山甲、灯心草、笋尖、粘米、桑虫。

（5）灌脓时备用诸药

①气虚证

黄芪、人参、炙甘草、肉桂、熟地黄、归身、鹿茸、淫羊藿、桔梗、山药、川芎、桑虫、甲片、皂角刺、紫河车、炮姜、附子、丁香、木香、肉果、粘米、圆眼、公鸡、莲肉、嫩羊肉、人乳、鸡子、大枣。凡灌脓前中气不虚甚，用黄芪多人参少，重在固表。

②血热证

紫草茸、酒炒黄芩、酒炒黄连、川芎、天虫、桔梗、麦冬、玄参、煅石膏、陈皮、丹皮、生地黄、红花、赤芍、当归、粘子、穿山甲、桑虫、露蜂房、角刺、人牙、地龙、笋尖。

（6）收靥时备用诸药

①气虚不靥证

人参、黄芪、炙甘草、肉桂、白芷、白术、陈皮、萆薢、山药、何首乌、酒炒当归、白芍、熟地黄、茯苓、米仁、木香、丁香、肉果、炮姜、莲肉、附子、陈米、龙眼、木通。凡灌浆后用人参、黄芪,宜人参多黄芪少,补中重而固表轻;且黄芪性升托令胖甚难靥,况痘欲回而黄芪托之则升降不定而毒反攻内。

②血热倒靥证

天虫、甲片、酒炒黄芩、酒炒黄连、生地黄、当归、赤芍、酒红花、连翘、牛蒡子、玄参、生甘草、桔梗、角刺、紫草茸、粘米、大桑虫、人牙、龙脑。当归、川芎、人参、黄芪、鹿茸、肉桂之类,适宜见点以至灌脓期,使气血同毒升浮长养;连翘、米仁、茯苓、首乌、芍药、木通之类,施用于浆足以至落痂期,使气血收敛,利于脓浆内收。

所谓倒靥,即欲靥而内攻。其治疗与初起攻托血热之药相同。

（7）落痂时备用诸药

①正虚证

人参、熟地黄、当归、酒炒白芍、酸枣仁、茯神、茯苓、麦冬、五味子、桔梗、远志、白术、米仁、山药、黄芪、甘草、陈皮、大枣、圆眼、莲肉、陈米、木香、诃子、肉果、炮姜、肉桂、附子。

②邪实证

连翘、当归、芍药、生地黄、玄参、土贝母、甘草、金银花、粘子、丹皮、桔梗、酒炒黄芩、酒炒黄连、栀子、龙胆草、地丁草、灯心草、乳香、没药、角刺、血竭、僵蚕、白芷、牛黄、珍珠。

（三）**药物剂型与服法**

在《冯氏锦囊秘录杂证痘疹药性主治合参·卷首》中,详细地介绍了药性对治疗的重要性、五脏苦欲用药的理论及机制分析、药物的采摘与保存、方剂的分类及药物剂型等。冯兆张在临床中,治疗各种病证,选择不同药物剂型和服法,以适应病情提高疗效。

1. 药物剂型

（1）汤剂

汤，指药物加水煎煮一定时间去渣取汁。发挥不同功效的汤剂，需控制煎煮时间。如补虚要熟，尽量长时间煎煮；利不嫌生，短时煎煮即可。汤剂主要用于急性病证，取其易升易散，易行经络的特点。汤剂中可加入酒、醋、生姜、大枣以增强疗效：治至高之部位病证，加酒煎煮；去湿加生姜，补元气加大枣，发散风寒加葱白，去膈病加蜜煎，止痛加醋。具有补益作用的汤药，需煎煮两次取汁；解表、攻里的药物，煎头汁取效，不必煎渣。

（2）膏剂

膏，指熬成稠膏。熬制膏剂的方剂，药味多，药量大，煎煮时间长，渣滓需反复煎煮多次，将几次煎汁合并熬成黏稠状。膏剂分内服和外敷，制作所用煎剂不同：熬法固一，唯可服之膏，则或酒或水随熬；敷痈之膏，必或油或醋煎液。内服膏剂用于治疗慢性病，味甜，滋补作用显著。

（3）散剂

散，指研成细末。根据需求尽快制作，不宜长期保留，恐气味散失，失去药效。用于治疗急病，不循经络，只去胃中及脏腑之积。散剂的服用方法，根据气味厚薄而不同。气味厚者白汤调服，气味薄者煎熟和渣服。

（4）丸剂

丸，指制成圆粒。丸者，缓也。因病不能速去，取其舒缓之性取效。丸剂之大小，根据病变部位加以确定：治下焦病证，如梧桐子大；治中焦病证，如绿豆大；治上焦病证，如米粒大。丸药配料，因作用部位、使用目的之不同，而选择相应的水、面、酒、醋。有用水丸或作稀糊丸，取其易化，而用以治上焦病证。用稠面糊或饭丸，取略迟化，能达中焦。或酒或醋丸，取其收散之意。凡半夏、南星，欲去湿痰，以生姜汁丸制其毒。

神曲糊丸，取其消食；山药糊丸，取其止涩；炼蜜丸，取其迟化而气循经络；蜡丸取其难化，能固护药之气味，势力全备，直过膈而作效。

（5）酒剂

渍，指以酒渍煮的药酒。酒剂的制备过程复杂，将药细细锉碎，装入绢袋，放入酒罐中，把酒罐密封，放入水中如常法煮熟之后，埋入地里，长时间贮藏。酒剂气烈味浓，早晚频服，经络速达，具有或攻邪或补益的显著功效。为提高药物的利用率，将渣滤出晒干，微捣末别渍，力虽稍缓，服亦益人，为散亦佳，切勿轻弃。服用量的原则：补虚损证，宜少饮，旋取功效；攻风湿证，宜多饮，速见奇能。注意不要超量引起醉酒及呕吐，避免对身体造成伤害。

2. 药物服法

冯兆张善用八味地黄丸治疗各种病证，取得了显著的疗效，这和服法上的灵活多样是分不开的。在《冯氏锦囊秘录杂证大小合参·卷十一·方脉痨瘵合参》中，记载了八味地黄丸的不同服用方法。如"八味丸有以淡盐汤送之者，取盐能润下而软坚，有虚火者，引而下之也。米汤送之者，取脾果恬淡之真味，生精最速，因补肾以及脾也。白汤送之者，不疾不徐，不热不燥也。温酒送之者，取行药力更快，冬天可以御外寒也。有煎补中益气汤送之者，必因元气下陷之证，既欲固其根本，复虑走下太速，下实上虚，更提中气以升之，使三焦元气常在也。煎理中汤以送下者，必脾肾沉寒，先理中宫，可能达下也。煎生脉散以送之者，取金能生水，使子母相生，肺之气注于肾而为卫也。如此煎汤送丸，皆因病急不能久延，标本须得并顾，故借药煎之锐气，以开前导之先功，运送水火之神丹，镇纳丹田，以保元阳之永固。煎剂之功少过，丸饵之性复萌，从根本以及三焦，阳和常在，意深远矣。"冯兆张特创上述服法，补充其原来服法以提高疗效。

三、自创方剂 🦤

从《冯氏锦囊秘录杂证大小合参·凡例小引》可见，冯兆张早期的临床实践以积累经验为主，以书验证，以证合方，对先贤遗书的方论赞赏不已。随着从医经历不断丰富，逐渐产生了自己的观点和体会，对前人所谓"无方可用"和"无书可读"有了深切的感受。在这种情况下，不再只是单纯地运用古方，而是自创了"全真一气汤"等在临床上行之有效的方剂。

（一）全真一气汤

冯兆张在学习古人经验的基础上，结合自己的临床实践，经过长期的思考，总结出全真一气汤方。设立该方的依据，是强调元气在生命中的重要性。强调在正常情况下要重视元气，在感受外邪而患病的情况下，不仅要治标，更要保全元气。正如《冯氏锦囊秘录杂证大小合参·卷二十·全真一气汤治疗方按》所言，"天地之间，毋论胎卵湿化。凡有生之物，莫不假诸阳气以为生发之根；及其终也，必阳气去而生气始绝。明乎此，则救生者当知其所重矣。故圣人尝药制方，总为保全此气，即因客邪为害，爰立治标之方，所谓迎而夺之，诚恐久客于身，而为元气之贼，更为保全此气起见也"。

在保护元气的过程中，务必要照顾到脏腑阴阳调和，特别从脾肾两脏入手。冯兆张认为，"凡初病轻病，或一脏或一腑受伤，久病重病必脏腑牵连俱困。脏为阴可胜纯阳之药，腑为阳必加阴药制其僭热。务使五脏调和，互为灌溉，脏腑气血自生，脏腑有邪难匿，根本之处得力，树叶之所自荣，邪不待攻而解矣"。而且，"脾肾阴阳两虚，上焦火多，下焦火少，脾阴不足，肾阴虚损。盖少阴脏中，重在真阳，阳不回则邪不去。厥阴脏中，脏司藏血，血不养则脉不起。故用此以使火降，水土健运如常，精气一复，百邪外御，俾火生土，土生金，一气化源，全此一点真阴真阳镇纳丹田，以为保生之计而已，即名之曰全真一气汤"（《冯氏锦囊秘录杂证大小合参·卷二十·全真一气汤治疗方按》）。

1. 组成

熟地八钱，如大便不实，焙干用，如阴虚甚者加倍用，制麦门冬去心，恐寒胃气，拌炒，米炒黄色，去米用三钱。肺虚脾弱者少减之，鸡腿白术炒深黄色，置地上一宿，出火气，不用土炒。如阴虚而脾不甚虚者，人乳拌透，晒干炒黄，三钱。如脾虚甚者，用至四五六钱，牛膝去芦，由二钱加至三钱，五味子由八分至一钱五分，制附子由一钱加至二钱余，水煎，冲参汤服。人参由二三钱加至四五钱，虚极者一二两，随证任用。另煎，冲入前药。

2. 来源

对于阴阳气血、先天后天不足，冯兆张分析前人经验指出："先贤仲景制八味以补命门，是重先天之阳也。仲景（应为钱乙）减桂附而用六味以治小儿，是重先天之阴也。养葵守六味八味而互用，是先天阴阳并重也。东垣重脾胃而立补中益气，是培后天化生之源也。丹溪补气血而以四君、四物为主，是助后天之用也。立斋以归脾、养荣、八味为主，是先天后天并顾也。"（《冯氏锦囊秘录杂证大小合参·卷二十·附方》）

冯兆张参照张仲景之法，惯用八味地黄丸以补命门，阴中求阳，在临床上娴熟应用于发热、咳喘、牙疼、目病、咽痛等病证的治疗。阴中求阳之法，经过冯兆张根据临床应用加以总结，创制了全真一气汤方。

通过全真一气汤的组成，可以看出生脉饮合参附汤之义。生脉饮可益气养阴，参附汤能益气回阳，二方合用养阴回阳并重。用此方可治疗斑疹阴分焦灼，热极烦躁，上喘下泻，上实下虚，上热下寒之证，冯兆张认为，此与吴鹤皋以人参、附子治斑疹之法含义相符。

冯兆张在治疗翰院河南刘老先生令郎发热、干哕、不寐病症时，建议用全真一气汤温补脾肾。刘老先生因天热为由，拒绝让儿子服用该方。对此，冯兆张说明全真一气汤，就是古方附子理中汤，去炮姜、甘草，加熟地、炒麦冬、牛膝、五味子四味而组成，以消除刘老先生疑虑。说明此方适用于脾肾阴阳两虚，上焦火多，下焦火少，脾阴不足，肾阴虚损之证，属健脾补肾同调。

此方源于张仲景八味地黄丸方，合补阴补阳之理，阴阳具备，燥润合宜，驱邪扶正，达络通经。药虽七味，五脏均滋，保护森严，外邪难入，功专不泛，补速易臻，滋阴而不滞，补脾而不燥，清肺而不寒，壮火而不热，火降而心宁，荣养而肝润。

3. 方解

全真一气汤方中，以熟地黄滋阴补肾，麦冬养阴润肺，白术健脾益气，牛膝、五味收敛引热下行，人参、附子大补元气、补火助阳。全方阴阳双补，脾肾兼顾，为水中求火而设。

冯兆张在《冯氏锦囊秘录杂证大小合参·卷二十·全真一气汤治疗方按》中阐释："熟地、白术专补脾肾，乃先天后天，首以重之。但一润一燥，何能逐队，水土忌克，难成一家，用炒麦冬和之，俾土生金，金生水，水生木，化源有自，既相克所以相成，复相生所以相继。再入牛膝、五味，则更得纳气藏源，澄清降浊，但诸药和缓，大功难建，虽调营卫，经络难通。更入乌、附，既助药力，复可行经，且使真阳能交于下，真阴自布于上，既济之象一得，燥涸偏枯之势自和，复入人参以驾驭药力，补助真元，火与元气势不两立，元气生而火自息矣。"此"亦水中补火之法，土内藏阳之义，为土金水一气化源之药也"。

4. 应用

全真一气汤适用于极虚极重之脾肾阴阳两虚证。冯兆张的临床医案，集中记录在《冯氏锦囊秘录杂证大小合参》卷二十中。《续名医类案》收录有二十五例运用全真一气汤的医案，其中包括全真一气汤加减方。台北扬善杂志社曾印刷一部《全真一气汤治验》小册子作为赠品流传，并且将电子版上传至网络，其中收录了冯兆张十八例医案。据统计，运用全真一气汤的医案，在《冯氏锦囊秘录杂证大小合参·卷二十·锦囊治疗方论》中有三个，在《冯氏锦囊秘录杂证大小合参·卷二十·全真一气汤方按》中有十八个，在《冯氏锦囊秘录杂证大小合参·卷二十·附方》中有一个，共二十二个医案，涉及临床多种疑难病证。

（1）昏晕仆倒案

工科掌印谭老先生，年六十有余，正当衙门办事，卒然昏晕仆倒，痰涎涌盛，不省人事，顷而吐痰碗许少苏，长班用力拥之舆中，挟其两腿而归。于是腿疼之因，从兹始矣。归寓之后，医家以清热疏风豁痰为事，究竟调治旬余，痰涎不减，烦躁倍常，头痛腿疼更甚，日夜为苦，乃延余视。按其脉，两寸甚洪大，两尺右关甚沉微。此孤阳独亢于上，弱阴不能敛纳，且中宫脾土亦虚，阳无退藏之舍，所以上浮颠顶，为胀为疼，自觉重而且大，莫之能忍。理宜壮水以制之，培土以藏之，补火以导之，佐以滋肺清金，以成秋降之令，下趋收敛，以得归源封蛰之藏。故以熟地八钱为君，乳炒白术五钱为臣，米炒麦冬三钱，牛膝二钱，五味子一钱为佐，制附子一钱五分为使。前药其剂煎成，另用人参五钱熬汁冲服，盖恐元气虚弱，药性力大，一时阴翳之火骤消，诸虚之真象并见，用之既可驾驱药力，复能托住本元。进服之后，头疼顿减，诸症渐痊，但腿痛如故，不能成寐。其所疼之处，长班向挟五指之手印在焉。余曰：此外因也，当外治之。乃用猪肘生精肉捣烂，入肉桂细末、葱白、食盐和匀，厚盦疼处，一昼夜而安。其血凝滞之手印，亦消靡矣。后因素患晨泻，多年不愈，以致饮食不甘，予令早晨空心参汤送服八味丸；午间食前，以炒黄白术三十两、制熟附三两，共熬成膏，以人参细末六两，收成细丸；日中食前白汤吞服三钱。

半月之余，脾胃顿强，精神倍长。

——《冯氏锦囊秘录杂证大小合参》

按语： 此患者年长阴虚，弱阴不能敛纳阳气，孤阳独亢于上，出现颠顶胀疼，自觉重而且大，用全真一气汤壮水以制之，培土以藏之，补火以导之，佐以滋肺清金，以成秋降之令，下趋收敛，以得归源封蛰之藏。服药后诸症渐痊，但腿痛未见减轻。冯兆张分析其腿疼属于外伤，选用外治之法，一昼夜腿痛止。在准确辨证的基础上，选用适宜疗法，缓解病痛。

（2）狂证案

宝坻崔姓，六脉沉微，身热上肢逆冷，发狂谵语，连夜不寐，口渴浩饮，二便俱秘。余曰：阴伏于内，逼阳于外，因津液不行，故小便秘而口干渴，非实热也。因谷食久虚，故大便虚秘不通，非燥结也。若不急为敛纳，则真阴真阳并竭矣。乃用熟地、炒麦冬以壮金水，炒白术以托住中气，牛膝、五味子下趋藏敛，制附子以引火归原，另重用人参煎汁冲服，不三剂狂定神清，思食而愈。

——《冯氏锦囊秘录杂证大小合参》

按语： 该患虽神志发狂，口渴浩饮，二便俱秘，类似实热，但六脉沉微。冯兆张分析小便不利而口干渴，系阴伏于内，逼阳于外，津液不行所致，而非实热。大便虚秘，亦非燥结。选用全真一气汤，壮金水，托中气，引火归原，服药后狂定神清，思食而愈。

（3）劳伤发热案

佟府母子俱病甚危，皆已不省人事。其令郎年只三十，奈平素两尺最微，此时发热数日，医者始用发散不效，继以和解亦不效，投以寒凉复不效。日渐昏倦，咽燥口裂，语言谵妄，睡卧不宁，便溏时遗，面赤惨暗，其脉两寸洪数，关弱而尺微已极。余曰：此劳伤发热之症。夫劳能伤中，力极伤肾，不为甘温，以敛浮越之阳，反用发散、和解、寒凉，则上焦之元气得发散而愈虚，中焦之元气得和解而愈弱，下焦之元气得寒凉而愈浮。今若不为托住正气，按纳虚阳，其可救乎！乃用人参保元，熟地滋阴，白术固本，三味为君药；炒燥麦冬，用为舟楫，且敛气之主以注于肾为臣药；牛膝下引，五味子敛纳为佐药；制附子直达丹田为使药。如是数服，渐得清爽，月余而愈。

——《冯氏锦囊秘录杂证大小合参》

按语：佟府令郎年仅三十岁，平素两尺最微，体质较差，发热后，反用发散、和解、寒凉之法，使得上焦之元气得发散而愈虚，中焦之元气得和解而愈弱，下焦之元气得寒凉而愈浮。此为劳伤发热之症，须托住正气，按纳虚阳，用全真一气汤数服，神志清爽，月余痊愈。

（4）小儿壮热案

余治洪姓郎，未及一周，时当暑月，壮热多日，神气困倦，唇舌焦燥，饮乳作呕，五心身热如烙，脉则洪数而弦。问其前服之药，乃发散消导数剂，复疑麻疹，更为托表。余曰：久热伤阴，阴已竭矣。复加托表，阳外越矣。若不急为敛纳，何以续阴阳于垂绝哉！乃用熟地四钱，炒燥麦冬一钱五分，牛膝一钱二分，五味子二分，制附子四分，煎服一剂而热退。次日更加炒黄白术一钱六分，另煎人参冲服而愈。

——《冯氏锦囊秘录杂证大小合参》

按语：该患儿发热多日，耗损阴液，误用发散消导托表，使得阳气浮越。急为敛纳，冯兆张先用熟地黄、麦冬、牛膝、五味子、制附子，滋阴引火归原；热退后，再加炒黄白术健中，另煎人参冲服补虚。

（5）小儿麻疹案

沈观祉令孙，年方三岁，发热数日而见麻疹，才一日而面上尽没，神气困极，蛔虫口出。不一而足，数日不食，下泻上喘，唇口焦裂，五心壮热，手足指尖皆冷，脉则细数无伦，两尺更弱。医者病家，咸为疹毒归脏，热极于胃，故蛔虫连出也。殊不知病人之神气欲脱，五脏俱困，脾虚不能健运，何能纳食消谷？谷食久虚，虫无所食，又兼津液枯槁，虚火熏蒸，脏腑燥热，虫难安其身而出也。况诸斑疹，多由内伤失调，脾胃不足，是以荣气逆行，阴覆于外耳。凡血盛气壮，则色绛而焮发；血虚气弱，则色白而隐伏，有何毒之轻重乎？面上退缩者，阳虚不能升发也。有何毒之内攻乎？喘促者，气短难续也。唇焦者，脾津耗竭也。五心壮热者，阴亏火灼也。泄泻不食者，真火衰而脾不运也。寸关细数而尺弱者，气虚血虚，虚火浮上而不藏也。若非阴中补火，使龙雷敛纳，存此一点余阳，何以为生身活命之本？况急则治其标，缓则治本，今日之急，本气欲脱也。经所谓：有标而本之，本而标之，以所急为标本也。倘不知所急，仍谓麻疹余毒，解利清托为事，恐神气先尽于麻毒之先矣。况大痈肿毒，皆气血留结而成形，因何脏之虚处而发现于其部，皆本身气血中之病也。岂真有何毒入于气血中而为害乎！岂可以俗尚解毒之方，而委人性命于垂绝！乃以熟地六钱、丹皮二钱、生麦冬三钱、牛膝二钱、制附子六分，煎服一剂，假火假热全消，真寒真虚毕露，神气更倦。余曰：阴已少复，当补气以助其发生。乃照前方，另煎人参二钱冲服，服后昏睡彻夜，神气渐爽，身热喘促全安，始能饮粥而微呕，乃胃气久虚之故也。乃用熟地五钱、炒燥麦冬二钱、炒黄白术二钱、牛膝一钱六分、五味子三分、制附子八分，另煎参汤冲服，三四剂而痊愈。

——《冯氏锦囊秘录杂证大小合参》

按语： 此案患者之麻疹，面上退缩为阳虚不能升发；寸关细数而尺弱者，属气虚血虚，虚火浮上而不藏。用全真一气汤治疗，旨在阴中补火，使龙雷敛纳。方中五味子味酸收敛，可藏纳浮散之残阳；与附子配伍，一开一阖，不失疏泄、闭藏之意；且附用阴药为君，唯有回阴制火。冯兆张以此方常治斑疹阴分焦灼，热极烦躁，上喘下泻，上实下虚，上热下寒之证。投服即愈，取得良好的效果。

（6）痿证案

齐化门外张宅令郎，未及一周，卧于低炕，睡中坠下，幸炕低而毫无伤损，嘻笑如故，似无痛苦也。但自后右手足瘫软不举，手不能握，足不能立，脉则洪大，久按无力。乃知先天不足，复为睡中惊触，气血不周行之故也。乃以熟地四钱、炒麦冬一钱五分、炒白术二钱四分、牛膝二钱、五味子四分、制附子五分，煎小半盏，另用人参二钱，煎浓汁二三分冲药，每早空心服之。张友见其参、附，似有疑惧。余曰：凡人气血旺而精神强，气血衰而精神弱，强则百体康泰，弱则骨膝空虚，火在下而水在上，则循环转运，百病俱无，生之兆寿之征也。火在上而水在下，则机关绝灭，百病踵起，死之由夭之象也。大人之虚，或由斫丧；小儿之虚，禀之先天，乃真虚也。况人之睡乃阳会于阴，元气凝聚于内，真阴长育于中，阴阳混合，造化潜孚，荣卫周行，百达和畅。正当其时，一伤惊触，行者遽止，盛者遽衰，清者不升，浊者不降，转运失常，机关不利，偏枯痿痹所自来矣。故中风之证成于跌后者居多，然诸痿独重阳明者，以气血之海，能润宗筋，达百脉也。其为筋为骨，又肝肾所属，故熟地、白术专补脾肾，乃先天后天，首以重之。但一润一燥，何能逐队，水土忌克，难成一家。用炒麦冬和之，俾土生金，金生水，水主木，化源有自，既相克所以相成，复相生所以相继。再入牛膝、五味，则更得纳气藏源，澄清降浊。但诸药和缓，大功难建，虽调营卫，经络难通。更入乌、附，既助药力，复可行经，且使真阳能交于下，真阴自布于上，既济之象一得，燥涸偏枯之势自和，复入人参以驾驱药力，补助真元，火与气势不两立，元气生而火自息矣。此余得心应手之方。凡治中风大病，阴虚发热，吐血喘嗽，一切虚劳重症，更治沉重斑疹，喘促躁热欲绝者，凭斯捷效，实有神功。如水不足者有六味，水火不足者有八味，气不足者有四君，血不足者有四物，气血不足者有十全八珍，心脾不足者有补中、归脾，独脾肾不足，兼心肺之火宜抑，而肝肾之阳宜温者，实无其药，余梦寐求之，始定此方，加减出入，亦水中补火之法，土内藏阳之义，为土金水一气化源之药也。幸无疑焉。张友大悟，照方投服，六剂而手足轻强，精神更倍。

——《冯氏锦囊秘录杂证大小合参》

按语：人之睡乃阳会于阴，元气凝聚于内，真阴长育于中，阴阳混合，造化潜孚，荣卫周行，百达和畅。患儿先天不足，睡中惊触，行者遽止，盛者遽衰，清者不升，浊者不降，转运失常，机关不利，导致偏枯痿痹发生。治脾肾不足，兼抑心肺之火，温肝肾之阳，以全真一气汤水中补火，土内藏阳，化源土金水之气。

（7）气虚类中案

儒学教谕金老师，夏月身发壮热，头疼咳嗽。医者以为感冒，用羌活、前胡、苏叶、橘、半、枳壳之类，未终剂而头疼如破，舌强不清，溃汗粘手，左臂麻木，神气不堪，乃托徐东老招余诊之。按其脉洪大而空，缓而无力，知为气虚类中，误投发散，溃汗不止。当此疏泄之时，能免脱势继至乎！乃以熟地一两二钱、炒麦冬三钱、炒白术四钱、牛膝二钱四分、五味子八分、制附子一钱五分，每剂人参八钱，另煎，冲服，日进二剂。不五日而饮食如故，精神渐复。学中一庠生李文渊者，与金老师同日得病，所见之候，所用之医，所服之药，并与金老师无异。遣人询之，一剂发散之后，汗出彻夜，次日告殂矣。老师闻之惊喜交集。

——《冯氏锦囊秘录杂证大小合参》

按语：该患气虚类中，误用解表发散，溃汗不止，脱势将至，有性命之忧，用全真一气汤补助真元，纳气藏源，益气敛汗。

（8）劳极发热案

户部主政徐老先生夫人，年逾七十，由楚中任所回南，长江惊恐，早晚积劳，到家未几，身发壮热头疼，医作伤寒，发散数剂，渐至面赤烦躁，神昏不语，头与手足移动，日夜无宁刻，医家、病家俱窘极矣。乃延余治，按其脉，细数无伦，重取无力。余曰：此劳极发热，热者乃元阳浮越于表也。更发散之，阴阳将竭矣，非重剂挽之无及。爰用前方，熟地一两六钱，炒麦冬、炒白术各三钱，牛膝二钱，五味子八分，制附子一钱二分，另用人参六钱，煎浓汁冲服。二三剂后，热减神清，后用八味、归脾二汤，加减间服而愈，精神倍长。

——《冯氏锦囊秘录杂证大小合参》

按语：本案患者年老积劳，发热为元阳浮越于表所致。误以发散后，脉象细数无伦，重取无力，阴阳将竭。重用地黄滋阴以制约阳气，热退神志清醒。后期以八味地黄汤、归脾汤补益病愈。

（9）劳伤中气发热案

新行洪飞涛之四令郎，因劳伤发热头疼，咳嗽胁痛。一医认为伤寒，大用发散，一剂之后，汗大出而热更甚，神昏见鬼，燥渴舌黑，身重足冷，彻夜不寐，困顿欲尽，乃延余治。按其脉，细数无伦，胃脉微极。余曰：劳伤中气发热。东垣先生补中益气汤，为此等病而设，令阴阳气和，自能汗出而解。今更虚其虚，阳气发泄殆尽，所以身愈热而神愈昏；阴阳既脱，自然见鬼目盲；过汗津液亦亡，所以舌黑足冷，阴阳俱绝之候。至于身重异常者，此尤足少阴之极虚证也。盖肾主骨，骨有气以举则轻，无气以举则倍重也。乃急以前方熟地二两、炒麦冬四钱、乳炒白术五钱、牛膝三钱、五味子一钱、制附子二钱，浓煎半盅冲服。口渴另用熟地二两、生麦冬五钱、人参八钱，浓汁碗许代茶饮之。三四剂后，头颅溃汗如雨者渐收，手足心干燥如火者渐润而温和，舌黑渐减，神识渐清，饮食渐思，热退嗽止。其后，晨用生脉饮送服十补丸四五钱；午后以归脾加减，煎膏成丸，如弹子大，圆眼汤化服一丸。不一月而痊愈，精神更胜。

——《冯氏锦囊秘录杂证大小合参》

按语： 本案患者劳伤发热，本为补中益气汤适应证，却误用发汗，阳气耗尽，故出现神昏，见鬼目盲，舌黑足冷，阴阳俱绝的证候。身重异常，也是足少阴之极虚的表现。冯兆张治以全真一气汤，患者服药后，头汗止，手足温和，舌黑渐减，神识渐清，渐思饮食，热退嗽止，诸症好转。

（10）足痛案

部主政山西李老先生，为人端方仁厚，与余相契十有年矣。癸亥入都，先生足病，疼痛不堪，步履久废，医用脚气祛风燥湿之药，久服不效，饮食不甘，精神益疲，望余久矣。一入都门，即来延视。两寸洪大而数，两关便弱，两尺更微。余曰：人但知洪数为实热，而不知六脉洪数有力为实热是矣。若洪数而止见于寸，则上热中虚，而下寒也。大而数者，阳越于外也。细而数者，阴竭于内也。皆非实热，尽当虚论，今老先生之脉，孤阳浮越在上，而里实无阳也。夫阳气者，经所谓：若天与日也。阳气不到之所，如天日照临不及之地，则阴寒凝泣为病。凡阴必从阳长，故气病而血亦病焉。再用驱风燥湿，有是病则病当之，无是病则气血更受伤矣。脾主四肢，痿取阳明，肝肾筋骨，数脏并宜重焉。乃以前方加生杜仲三钱。杜仲古名思仙木，盐酒炒则入内而走腰肾，酒炒则走周身筋骨，且能去风，不制则下达，其性能令筋骨相着也。凡初病轻病，或一脏或一腑受伤；久病重病，必脏腑牵连俱困。脏为阴，可胜纯阳之药，腑为阳，必加阴药制其僭热。务使五脏调和，互为灌溉，脏脏气血自生，脏脏有邪难匿，根本之处得力，枝叶之所自荣，邪不待攻而解矣。先生大悦，十余剂后，自见康胜。其后晨以生脉饮送八味加鹿茸、牛膝、杜仲之丸药五钱；午后以人参、炙黄芪、枣仁、当归、炒白芍、炒白术、茯苓、杜仲、续断、牛膝、薄桂、大枣煎服。调理月余，精神健旺，步履如初。适余南回，先生送我而言曰：在生一日，感激一日也。

——《冯氏锦囊秘录杂证大小合参》

按语： 本案患者年老足痛，医惯用祛风燥湿之药而不效。冯兆张根据两寸洪大而数，两关便弱，两尺更微的脉象，断定其病机属孤阳浮越在上而里实无阳，无阳气则阴寒凝泣而痛。用全真一气汤阴阳并补，调和五脏，加杜仲补肾强健筋骨。

（11）中风案

案例1

刑部主政姚老先生，夏月钦命赴审河南，依限往返，劳顿太甚。回京正当衙门办事，忽然手足麻木不举，乃回私宅，招一医诊视曰：此中暑也。以香薷饮服之，觉甚不安，乃延余治。按其脉，洪大而空，此血脱而非暑伤气之脉也。不敢直指其非，但云恐将来脚上又中暑矣。先生未达其意，余回寓少顷，果足亦麻木，不能举动，先生始悟，遣使招余求治。此时口喎舌强，自汗诸症俱见矣。乃以前方加减分两，连服两剂，汗少减而神始清，后以河间地黄饮子加减而愈。

——《冯氏锦囊秘录杂证大小合参》

案例2

刑部主政姚老先生之弟中翰二先生，偶索余诊。两寸洪大倍常，两尺微弱倍甚，如出两人之手。余曰：先生无病而得此脉，诸宜慎之。先生曰：脉主将来何病？余曰：恐亦类令兄先生之病，而害则过之。渠曰：家兄中风之症，不为轻矣，宁有更重于此者乎！抑愚弟兄或病各不同，而岂必具犯中风者乎？且家兄因无子故，或者未能绝欲，弟则独宿旅邸多年，可以自信，倘病出意外，再求调治未晚也。余见渠甚忽略，亦不复为进言。一月之后，无故卒倒，急遣招余。余曰：形未病而脉先病，根本萎之于中久

矣。岂可救乎！力请视之，脱症具备，已不能药矣，次日而卒。令兄先生
尤以身命自重，弃官告假而归。后叩其故，大先生果因无子而多欲，二先
生果绝欲而日醉酒，可见酒色害人一也。

——《冯氏锦囊秘录杂证大小合参》

按语：案例1，患者年老，又因无子而多欲，肾精本亏；加之旅途劳
顿，阳气外张，不能柔筋养神，而现手足麻木；脉洪大而空，是血脱的脉
象。治以全真一气汤，服后症减。患者之弟虽无症状，但两人脉象相同。
冯兆张预言将来发病与其兄相同，且更为严重，未被重视。后果如其言，
患者令弟死于中风。该案体现出冯兆张高超的脉诊技术，以及对病证的深
刻认识。

（12）吐血案

长儿之太翁，高年且患足疾初愈，适于途中遇雨，疾趋而回，未几身
热自汗，头疼咳嗽，继而吐血，饮食不思，精神狼狈，延余诊视。两寸皆洪
大而数，右关两尺甚微，此劳伤中气，脾不能统血也。咳嗽者，火烁于肺
也。身热者，元阳浮越也。自汗者，气虚不能摄液也。头疼者，血虚火冒
也。悉用前方熟地一两，炒麦冬四钱，炒白术二钱，牛膝三钱，五味子一
钱，制附子一钱二分，另煎人参冲服。数剂之后，咳嗽吐血俱止，身凉进
食而痊。后早晨生脉饮送加减肾气丸，午后以归脾汤加减服之，精神如旧。

——《冯氏锦囊秘录杂证大小合参》

按语：本案患者咳嗽、身热、自汗、头疼、吐血诸证，为下元不足，
虚阳浮越在上之象。求本而治，进全真一气汤，而咳嗽吐血止，身凉进饮
食而愈。

（13）重疟案

徐管朗先生夫人，年七十余岁，忽患重疟，上则咳嗽吐血，下则泄泻，
粒米不进，人事不省，胸膈胀甚，脉则两寸细数，左关弦大，右关甚微，

两尺重按不起，势甚危笃。先生祷于关夫子前，得黄阁开时延故客之签。乃思十年前大病，余所治疗，因复来招，按其脉知为阴虚内热，阳虚外寒，肝无血养而强，脾无气充而弱，血无所统而吐，谷无所运而泻，气无所纳而胀，悉属本气为病，乃用前方，冲参汤服，疟止神清。奈病患自谓胸有停滞，人参补药，必不肯服，乃令管朗先生以八味丸云消食丸进之，病患始允，日以参汤送服，胸胀、泄泻、吐血诸症痊愈，饮食精神俱倍于平日。

——《冯氏锦囊秘录杂证大小合参》

按语： 本案患者年高患疟，咳嗽吐血，泄泻，胸膈胀闷，神昏，两尺重按不起。冯兆张分析其属本气为病，用全真一气汤疟止神清。好转后，患者却拒绝服用人参，和家属商议，用患者能够接受的说法，继续治疗，最终痊愈。

（14）亡阳亡阴案

余侄年只三岁，身热咳嗽数日，适乡间痘疮盛行，因有近医以疏散风痰，兼行托痘为治，至六七日后，热势更甚，干哕吐蛔，神昏气促，食乳即吐，目闭不语，面青目直，哭无涕泪，乃来告急。余视之，此子先天不足，故面色㿠白皮细，初受外感虽轻，而中气之虚已甚，复加疏散透托，元阳津液皆两亡矣。乃用前方熟地五钱、炒麦冬二钱、炒白术三钱、牛膝二钱、五味子四分、制附子八分，另煎人参二钱冲服。一剂热减，而一眼一鼻少有涕泪；二剂之后，始能受乳，热更减而涕泪俱有矣；三四剂后，热退神爽，复以生脉饮，每早化服八味丸一钱二分，旬日而精神平复。

——《冯氏锦囊秘录杂证大小合参》

按语： 患儿面色㿠白皮细，先天不足。因发热而被误认作将发痘疮，复加疏散透托，致阴阳两虚，涕泪皆无。以全真一气汤一剂而热减，一眼一鼻少有涕泪；二剂之后，始能受乳，热更减，而涕泪俱有；三四剂后，热退神爽。

（15）痞证案

沈定老之孙媳，曾患久疟，已而成痞，常发胀痛不堪，久服顺气化痞而不效。今复壮热咳嗽，胸次胀疼更甚，延余诊视。按其脉，两寸独洪，余皆微弱，右关尺尤甚。乃知土位无母，子母两虚，中空外浮之假象。投以前方一二剂，而胀痞倍加。余曰：此药力攻击，浊气解散而未降也，当再服之。复进二三剂，人参倍用，所谓少则壅滞，多则宣通也。果数日后，咳嗽身热俱退，饮食进而精神健旺。其两载之痞胀，一日化为正气而守丹田，毫无形迹矣。

——《冯氏锦囊秘录杂证大小合参》

按：本案患者之痞证，以顺气化痞丸对症治疗无效。冯兆张认为，胀痞、咳嗽为肺脾两虚，为中空外浮之假象脉，两寸独洪，余皆微弱，右关尺尤甚，选用补土生金的全真一气汤。用药后，痞胀却加重。冯兆张分析此为药力攻击，浊气解散而未降所致，不可改弦易辙，人参用量加倍。果不其然，数日后咳嗽、身热俱退，饮食进而精神健旺。

（16）晕厥案

金绍老太夫人，脾肾素虚，因岁事积劳之后，忽眩晕不醒，妄有见闻，语言难乱，急求请治。诊其脉，细数无伦，真阴真阳并亏已极。余曰：乘此初起，即为挽回，勿少担延，愈久愈虚，愈虚愈脱。即用前方，日进二剂，每剂人参二钱，日愈一日，不十日而全痊。

——《冯氏锦囊秘录杂证大小合参》

按语：本案初起，得以及时治疗。日进二剂，大补元气，救治患者于危重之时。

（17）神昏案

庠生徐山公，偶患似疟非疟，医以柴胡汤连进数剂之后，渐至不省人事，口噤僵卧，渠家内外俱以为断无生理矣。请余诊之，不过欲决其死期耳。余曰：阳虚作寒，阴虚作热，误为疟治而未绝，便非绝症也。急以前汤，每剂人参一两，煎汁冲服，三日而苏，复重温补而痊愈。

——《冯氏锦囊秘录杂证大小合参》

按语：本案患者虽已不省人事，但冯兆张认为其尚有生机，判断其寒热如疟是由于阴阳两虚所致，故施以全真一气汤补阴回阳而痊愈。

（18）壮热案

翰院河南刘老先生令郎，乡试入都，长途冒暑，气已伤矣。到寓日夜课读，未几，壮热头疼，咳嗽干哕，日夜不寐，精神困顿。众皆以其先受暑气，继感风寒，与余商治。按其脉，两寸俱洪，两尺俱弱，右关沉取俱无，右尺倍弱于左。余思此犯无胃气之证矣，若不直入挽救无济也。理宜温补脾肾二家，理中、八味并不可少。奈主人以暑天热病，断勿肯用，必欲另方乃服。余曰：病家徒认候，医家必据脉，今令郎之脉候迥别，脉为病人真源，候多病之假象，土为万物之母，故诸病无胃气则死，阳病见阴脉者死，证已十分沉困，奚容再误于药！彼此勿听，坐视数日，病势益甚，身益狼狈，复延余商。按其脉仍故，但躁涩无力，较前过之，此久热阴阳愈伤矣。余复举前方为治，况此即古方附子理中汤，去炮姜、甘草，加熟地、炒麦冬、牛膝、五味子四味耳，何必虑之。午后又服一剂，以八味去丹皮、泽泻，加牛膝、生麦冬、五味子三味，冲参汤服，每剂人参八钱，服后甚安，主人病人乃斗胆服之。数日之后，头疼、身热、咳嗽渐愈，而哕声间尚有之，然仍胃脉不起，毫不思食也。余思身热、头疼既退，火已藏舍矣。尚不喜食者，未及补土之剂也。乃早晨以生脉饮送服八味之去丹皮、泽泻，加鹿茸、五味子之加减十补丸四钱，又用加减归脾汤去木香、甘草，加五味子、肉桂，一补先天，一补后天，渐渐喜食，脉起而康强。先生乔梓，始知从前之壮热头疼皆本气为病，全非外感也。深以为喜。

——《冯氏锦囊秘录杂证大小合参》

按语：本案患者壮热头疼，咳嗽，干哕，但脉两寸俱洪，两尺俱弱，右关沉取俱无，右尺倍弱于左。为无胃气之证，宜温补脾肾，冯兆张用全真一气汤治疗，午后服用加减八味地黄丸；数日之后，头疼、身热、咳嗽等症得缓；后早晨服加减八味地黄丸，晚用加减归脾汤，一补先天，一补后天，喜食而康强。

（19）真寒假热案

少宰彭老先生之三公郎，身热两月，久服补中益气加减，升麻、柴胡、陈皮、半夏已数十剂矣。殊不知地黄丸以降为升，盖浊阴下降，清阳自升，肾有补无泻，故宜久服者也。补中汤以升为降，盖使清气上升，浊气降散，东垣为虚人发散而设，故不宜久服者也。且时当夏月，天之阳气浮越地表，人之阳气浮越身表，况复犯阳浮发热之病，又伤升浮阳气之药，以致汗多，久热不已，阴阳两亡，中官元气、下焦阳气大虚。《素问·生气通天论》曰：阴平阳秘，精神乃治，阴阳离决，精气乃绝。所以面青浮肿，肚腹胀硬，心下痞隔，咳嗽咽痛，口多甜涎，壮热畏寒，五心燥热，口不干渴，足胫常冷，脉则两寸乍洪乍数，两关无力，两尺更微，其右关右尺倍弱，乃系脾肾两亏，上实下虚，外热内寒，真寒假热之证也。余早晨以生脉饮送服河车膏丸、十补丸四钱；午间食前，以前方熟地一两二钱、炒麦冬三钱、炒白术四钱、牛膝二钱四分、五味子八分、制附子一钱五分，另用人参一两，煎汁冲服。可喜两月不退之热，服此壮热渐减，旬余畏寒身热全退，面肿、肚胀全消，面青、咽痛痊愈，饮食渐知香味矣。但小腹未能平复，继进加减附子理中汤数剂，大便下如蟹沫而不臭十余次，便时肛门自觉甚冷，岂非里无阳气，以致阴寒久滞于中之验乎！自后小腹始软，六脉平和，此阳和冰解之象，乃佳兆也。奈有一医从旁鼓惑，许以三剂痊愈。彭老先生喜闻其言而听之，复用发散消痰，如苏叶、柴胡、腹皮、厚朴、陈皮、半夏之类，非补中益气加减，则六君子加减，以致身热复发，汗出复多，烦渴减食，阴阳并竭。人生所仗之精气神，终被升、柴、陈、半搬运殆尽而后已。可惜余一月调养之苦心，去病十有其七；更可惜孝友性成谦恭仁厚之佳公子，复被庸医数十剂之升、柴，将生之气复虚，遂致不起。惜哉！

——《冯氏锦囊秘录杂证大小合参》

按语： 冯兆张面对两月未愈的身热患者，经诊察后判断其系脾肾两亏，上实下虚，外热内寒，真寒假热之证。早晨以生脉饮送服河车膏丸、十补丸；午间食前服全真一气汤。十余天，热渐减，面肿、腹胀全消，诸症向愈。最终却听信他医，而失去生机。医者司人性命，要具备良好医德和医技，才能担当责任。

（20）便秘案

友人张子芳，年将六旬，身无发热、头疼等候，但饮食日少，大便甚细而难，小便甚赤而涩。凡间三日，则夜必气逆上壅欲死，通宵不寐，精神渐疲，形容枯槁，六脉洪数，惟右关尺则少缓无力。余曰：此阴道亏极，孤阳无依，但三日而一甚，此兼脾主信而为病也。凡证之难名者，悉由本气为病，但从根本治之，根本一得，纵有外邪，无可藏匿，而自外现矣。乃以熟地一两六钱，炒麦冬三钱，炒白术六钱，牛膝三钱，五味子、附子各一钱，参汤冲服。数剂之后，每至及期，乃发寒热，如三疟状。余曰：今邪外达矣，照方再服，邪既由此而出，更可由此而散矣。十余剂后，至期睡卧俱安，三疟全已，大便粗大而畅，小便淡白而长，饮食渐加，精神渐复。

——《冯氏锦囊秘录杂证大小合参》

按语： 本案患者症状繁杂，凡证之难名，悉由本气为病，从根本治之。病机为阴道亏极，孤阳无依，以全真一气汤调和阴阳。在治疗过程中出现各种症状，准确辨别疾病的转归，坚持治疗而愈。

小结

以上病例，为全真一气汤治疗不同病证的验案，反映出冯兆张对该方灵活驾驭的能力，即所谓"用方之高明变迁无尽也"。其在诊病过程中，特别注重脉诊，凭脉诊治，尤重尺脉。在药物用量上，随证加减，如"燥涸则熟地倍之，肺热则麦冬多用，脾虚则白术重投，阳虚则附子多加，元气大虚则人参大进，气浮气散则牛膝五味略多"等。随证增减药物，如"倘有假阳在上者，去参用之；肺脉大，元气未虚者，竟用前药，不必冲参汤"。用量上，强调"切勿过剂，反增虚寒滑泻之症"。在药物的炮制上，如"大便不实，熟地焙干用；制麦门冬，去心，恐寒胃气，拌炒米，炒黄色，去米用；鸡腿白术，炒深黄色置地上一宿，出火气，不用土炒"。

（二）其他自创方剂

冯兆张在经历以方验证的学习阶段后，临床诊疗水平逐步提高，积累了丰富的实践经验。其书中医论后记载有大量的临床验方以供参考，其中包括其自创方剂，现简要介绍如下：

1. 锦囊新制加减五苓散

主治：脾虚湿热泄泻。

组成：留白广皮（三两，炒），苍术（四两，炒黄），白术（五两，炒黄），白茯苓（六两，焙），甘草（二两，炙），白扁豆（六两，炒黄），泽泻（二两，炒）。共为细末，每用黑砂糖调煨姜汤下，量人大小轻重。

按语：方中留白广皮理气健脾、调中燥湿，白术、苍术燥湿健脾，白茯苓健脾利湿，甘草补脾益气，白扁豆健脾利湿，泽泻利水。本方具有健脾燥湿、行气利水止泻的功效，体现"利小便即所以实大便"的含义。

2. 锦囊洗眼神方

主治：不拘风火时眼，频洗立效；老眼昏花流泪者，洗之仍如少年。

组成：真川黄连（三钱），杏仁（八粒，去皮，生用），粉甘草（六分，生用），胆矾（一分），铜青（三分），大元枣（一枚）。上味秤极准，不得加减分厘，头煎与二煎和匀，用新棉花收之，乘热擦眼，以喉中作苦为度。余者，晒干可藏数十年。此料可治十数人。

按语：真川黄连清热燥湿、泻火解毒，杏仁去头面诸风气，粉甘草清火解毒，胆矾祛腐、解毒，铜青退翳、去腐，大元枣补中益气。本方以清火解毒退翳为主。杏仁的主要功效，为祛痰止咳，平喘，润肠。《本草纲目》记载杏仁还有杀虫，治诸疮疥，消肿，去头面诸风气鼓疱的功效。《备急千金要方》杏仁膏，治眼疾翳膜遮障的用途，是此方用杏仁的依据。冯兆张因幼年读书多而患目疾，发作时常用此方治疗。

3. 锦囊新定颊肿齿疾神方

主治：尺脉无力，虚火上攻，寒束内热引起的颊肿齿疼。

组成：羌活（二钱），细辛（八分），石膏（三钱），制附子（一钱），水三盅，煎一盅，食前服。

按语：方中羌活解表散寒止痛，细辛祛风散寒开窍，石膏清热泻火，制附子散寒止痛。该方外散风寒、内清里热，寒热调和而痛止，是治标之策。

4. 锦囊心痛神方

主治：心痛。

组成：用烧铁浮起白沫如枯矾样者，研极细，白汤调服二分，不愈再一服，永不再发。

按语：机理可能与铁的补血作用相关。

5. 锦囊新定痨嗽膏滋药方

主治：心肺脉俱洪大有力的痨嗽。

组成：熟地黄（十两），生地黄（五两），丹参（三两），丹皮（三两），薏苡仁（六两），地骨皮（二两），紫菀（二两），款冬蕊（二两），牛膝

（三两），麦冬（四两），姜炭（六钱），白蜜（六两，另炼入药）。以上用清水煎，取头汁，二汁，去渣，慢火炼成膏滋，入后药，并炼蜜，收入瓷器中藏贮。白茯苓三两，研净末，川贝母，去心二两四钱，研净末，二味并炼蜜，收入前膏，每食远，白汤化服五钱，日三服。

按语： 熟地黄、生地黄滋阴清热，麦冬养阴生津、润肺清心，丹参、丹皮凉血清心，薏苡仁、白茯苓健脾益肺，地骨皮清虚热，紫菀、款冬蕊润肺止咳，川贝母清热化痰、润肺止咳，牛膝引热下行，白蜜滋阴润燥，姜炭性温可缓和全方寒凉之性。

6. 锦囊新定养荣归脾汤

主治： 一切劳伤发热，咳嗽吐血，似疟非疟，懒食倦怠，寸洪尺弱等。

组成： 熟地黄（八钱），酸枣仁（二钱，炒、研），鸡腿白术（三钱，炒黄），白芍（一钱二分，酒炒），白茯苓（一钱五分），牛膝（二钱），麦冬（二钱，炒燥），五味子（六分），上肉桂（去皮，八分），加灯心草、莲子，水煎，食前温服。

按语： 熟地黄滋阴清热，酸枣仁养心安神，鸡腿白术、白茯苓补脾益气，炒白芍养血柔肝，牛膝引热下行，麦冬养阴生津、润肺清心，五味子收敛固涩、益气生津，肉桂引火归原，灯心草、莲子清心热。本方滋阴即所以发汗，导火即所以除热，固正即所以却邪，补心即所以养胃，益火即所以补土，清肺即所以纳气，降浊即所以升清。五脏既调，百骸俱健，自能神清思食而愈矣。

以下第七方至第十六方，为锦囊加减地黄丸十方，是冯兆张根据临床需要所制。其认为六味地黄丸方是补阴阳之小剂，八味地黄丸方是救阴阳之大药，设遇证候不同，难以地黄原方纯用者，或将分两轻重变通，或佐助可以入队之药一二，则本方之力量既存，而辅翊发生之功愈见，因此创制出以下十方。

7. 二妙地黄丸

主治： 湿热内郁而为便浊。

组成： 熟地黄（八两，微火焙燥），山茱萸（去核四两，酒拌炒），牡丹皮（四两，焙），白茯苓（三两，焙），怀山药（四两，炒黄），汉泽泻（三两，淡盐水拌，晒干，炒），黄柏（七钱，炒褐色），熟附子（五钱，焙燥），二味盐酒同浸一宿，各拣开，茅山苍术（二两，切大块，米泔水浸透，切片，黑芝麻拌炒黄）。如湿多热少，附子七钱，黄柏五钱；如湿少热多，附子五钱，黄柏七钱，同浸，各制度共为细末；用金石斛四两，煎浓汁，入白蜜二十两，同炼为丸。每早晚食前，白汤各服三钱，忌食酒、面、鸡、鱼等湿热炙爆之物。

按语： 六味地黄丸加附子补肾泻浊，加黄柏、苍术清热利湿。本方以补为主，兼以祛邪。取二妙散以配六味地黄丸方而命名。

8. 育脾固肾地黄丸

主治： 肾虚晨泻。

组成： 熟地黄（八两，姜酒煨，捣烂入药），山茱萸（去核，五两，酒拌蒸，晒干，炒），白茯苓（四两，焙），怀山药（六两，炒黄），泽泻（三两，淡盐、酒拌，晒干，炒），五味子（二两），补骨脂（四两，盐酒浸一宿，炒香），菟丝子（酒洗，晒干炒，另磨净末，六两，即入药丸，勿使出气）。为末，用熟地黄捣烂入药。如干加饴糖浆为丸，每早米饮汤送下四钱，临晚食前白汤送下三钱，戒酒、面，以杜绝湿热。

按语： 六味地黄丸去丹皮滋阴补肾，加补骨脂、菟丝子温补肾阳、补肾益精，五味子收敛以达固肾止泻之功。

9. 双补地黄丸

主治： 肾中水火不足之遗精。

组成：熟地黄（八两，微火焙燥），牡丹皮（三两，酒拌炒），山茱萸（去核，四两，酒拌蒸，晒干炒），白茯苓（三两，焙），怀山药（四两，炒黄），泽泻（三两，淡盐酒拌，晒干，炒），建莲肉（去心，六两，炒），菟丝子（酒净晒干，炒，另磨细末，四两，入药勿使出气）。为末，炼蜜丸，每早空心白汤送下四五钱。

按语： 六味地黄丸方滋阴补肾，莲肉、菟丝子温肾固精，双补阴阳而固精止遗。

10. 清心滋肾地黄丸

主治：肾精亏虚，心火炎上之惊悸不宁。

组成：熟地黄（八两，清水煮捣烂入药），牡丹皮（三两，焙），山茱肉（去核，四两，酒拌蒸晒干，炒），怀山药（四两，炒黄），茯苓（三两，人乳拌，晒干，焙），泽泻（二两，淡盐水拌，晒干，炒），远志肉（二两，甘草浓汁煮透，晒干焙），五味子（一两，每个铜刀切作二片，蜜酒拌，蒸，晒干，焙），麦冬（去心，三两，焙）。为末，用熟地黄捣烂入药，加蜜杵好为丸，每早空心，莲子去心、衣，煎汤送下四钱。

按语： 六味地黄丸方滋阴补肾，远志肉安神益智，五味子收敛固涩、益气生津、补肾宁心，麦冬养阴清心，莲子养心安神，以清心滋肾。

11. 阿胶地黄丸

主治：治金水两脏受伤，咳嗽吐红。

组成：熟地膏（用熟地黄一斤，将八两煮汁，去渣，入八两汁内，煮烂成膏），牡丹皮（三两，焙），山茱萸（四两，去核，酒拌，蒸，晒干，炒），白茯苓（三两，人乳拌透，晒干，焙），怀山药（四两，炒黄），泽泻（二两，淡盐水拌炒），麦冬（去心，四两，炒），真阿胶（三两，切块，蛤粉拌炒成珠）。为末，用熟地黄膏入药，加炼蜜为丸，每早空心，白汤或淡盐汤送下四钱。

按语：六味地黄丸方滋阴补肾，麦冬滋阴润肺，真阿胶补血止血、滋阴润燥，达到补肾益肺、滋阴润燥以止血的效果。

12. 滋金壮水地黄丸

主治：肺肾两虚证。

组成：熟地黄（三斤，煮汁，去渣，炼成膏十二两），山茱萸（六两，去核，酒拌，蒸，晒干，炒），牡丹皮（四两，焙），茯苓（四两，人乳拌透，晒干，焙），怀山药（六两，炒黄），泽泻（三两，淡盐水拌，晒干，炒），牛膝（四两，淡盐水拌炒），麦冬（去心，五两，炒）。为末，用熟地黄膏入药，加炼蜜杵好为丸，每早空心白汤送服四钱。

按语：六味地黄丸方滋补肾阴，牛膝补肝肾，麦冬滋阴润肺，养阴配阳，滋金壮水。

13. 加味七味丸

主治：肾虚不能纳气之喘促。

组成：熟地黄（八两，清水煮，捣烂入药），山茱萸（去核，四两，酒蒸，晒干，炒），牡丹皮（三两，炒），茯苓（三两，人乳拌透，晒干，焙），怀山药（四两，炒黄），泽泻（二两，淡盐酒拌，晒干，炒），五味子（一两，每个铜刀切作二片，蜜酒拌，蒸，晒干，焙），麦冬（去心，三两，炒），肉桂（临磨刮去粗皮，一两，不见火）。为末，用熟地黄捣烂入药，加炼蜜杵好为丸，每早空心淡盐汤，送下四钱，或生脉饮送下。

按语：六味地黄丸方滋阴补肾，五味子收敛固涩，麦冬滋阴润肺，肉桂引火归原，以清肺金，补肾水，纳气藏源，引火归原。

14. 和肝滋肾地黄丸

主治：肝肾不足证。女科尤宜此方。

组成：熟地黄（八两，酒煮捣烂入药），山茱萸（去核，四两，酒拌，蒸，晒干，炒），牡丹皮（二两，酒焙），茯苓（三两，人乳拌透，晒干，焙），山药（四两，炒黄），泽泻（二两，淡盐酒拌，晒干，炒），当归身（三两，酒拌炒），白芍（三两，蜜水拌晒干，炒），肉桂（临磨刮去粗皮，一两，不见火）。为末，用熟地黄捣烂入药，加炼蜜杵好为丸，每早空心白汤送下四钱，冬天酒服。

按语： 六味地黄丸方滋阴补肾，当归身补血行血，白芍养血柔肝，肉桂引火归原，六味地黄丸方加当归、白芍、肉桂以和肝滋肾。

15. 滋阴八味丸

主治： 肾阴阳两虚证。

组成： 熟地黄（八两，清水煮捣烂入药），山茱萸（四两，去核，酒拌，蒸晒干，炒），牡丹皮（三两，焙），怀山药（四两，炒黄），茯苓（三两，人乳拌透，晒干，焙），泽泻（二两，淡盐水拌炒），麦冬（三两，炒），五味子（一两，每个铜刀切作二，蜜酒拌蒸，晒干，焙），肉桂（临磨刮去粗皮，一两，不见火），制附子（一两，切片焙），如肾家偏于气分不足者，去麦冬、五味子，加牛膝三两、杜仲三两，俱用盐酒拌炒，为末，用熟地黄捣烂入药，加炼蜜杵好为丸，每早空心送下四钱。如肺气不足者，生脉饮送服。有浮火未归原者，淡盐汤送服。如偏于阳虚者，独参汤送服，或白汤送服。

按语： 六味地黄丸方滋阴补肾，麦冬滋阴润肺，五味子敛肺、滋肾、生津，肉桂、制附子补火助阳，滋阴温阳并补。

16. 壮阳固本地黄丸

主治： 元阳衰惫已极证。

组成： 熟地黄（二斤，酒煮，去渣，熬浓膏十二两），山茱萸（去核，六两，酒拌，蒸，晒干，炒），山药（六两，炒黄），白茯苓（四两，人乳拌透，晒干，焙），泽泻（三两，淡盐酒拌炒），鹿茸（去毛、骨，酥，酒炙黄，三两），补骨脂（四两，盐酒浸一宿，炒香），五味子（二两，蜜酒拌蒸，炒），枸杞（八两，另熬膏，四两），紫河车（一具，用银针挑破血筋，用长流水净，可酒净，酒煨，捣烂），鹿角胶（四两，用酒溶化），肉桂（临磨刮去粗皮，一两五钱，不见火），制附子（一两五钱，切片、焙）。为末，用熟地黄、河车、枸杞、鹿角四膏入药，杵好为丸，每早空心，参汤送服四五钱，临晚食前，温酒送服三四钱。

按语： 六味地黄丸滋阴补肾，鹿茸壮元阳、补气血、益精髓，补骨脂补肾壮阳，五味子滋肾、生津，枸杞补肾益精，紫河车温肾补精、益气养血，鹿角胶补肾阳、生精血，肉桂、制附子补火助阳，相互配合以壮阳固本，阴阳双补。

17. 固本十补丸方

主治：肾元不足，脾胃虚弱之证。

组成：熟地黄（八两，铜刀切块，酒水各半，煮烂捣烂入药），山茱萸肉（五两，酒拌蒸，晒干，炒），怀山药（六两，炒黄），白茯苓（四两，人乳拌，晒干，焙），雄牛膝（四两，淡盐酒拌，晒干，炒），厚杜仲（三两，淡盐酒拌，晒干，炒），鹿茄茸（一具，拣饱满紫润者，去毛骨，锯厚片，切小方块，酥，拌炒松黄），北五味子（一两二钱，每个打扁，蜜酒拌，蒸，晒干，炒），制附子（一两五钱，切片，微火焙燥），肉桂（一两五钱，临磨刮尽粗皮，不见火，不出气）。上各制度，共为细末，用熟地捣烂入药，加炼蜜，杵好为丸，每早空心淡盐汤送服五六钱，随进饮食压之。

按语： 熟地黄温补肝肾，山茱萸益肝固精，山药补脾而入肾，茯苓淡渗，牛膝下行，杜仲坚强筋骨，肉桂、制附子补火助阳，鹿茸壮元阳，五味子酸敛咸降，以补肾健脾，固本培元。

18. 养荣益卫补心清肺育脾和肝滋肾膏子丸方（锦囊新制）

主治：五脏虚损证。

组成：人参（三两，切片，隔纸焙），熟地黄（八两，切，焙），酸枣仁（三两，炒熟），当归身（二两，酒拌，晒干，炒），鸡腿白术（四两，人乳拌，晒干，炒），白芍（二两，蜜酒拌，晒干，炒），白茯神（二两四钱，焙），远志肉（去心，甘草汁煮透，晒干，一两五钱，焙），雄牛膝（二两，酒拌，晒干，炒），麦冬（去心，二两，拌老米，炒燥，去米用），五味子（一两二钱，打扁，蜜酒拌，蒸，炒），肉桂（临磨刮尽粗皮，八钱）。上各制度，共为细末，入后膏子为丸，每晚食远，圆眼汤送服四钱。

19. 煎膏子方

组成：熟地黄（六两，切块），酸枣仁（三两，捣碎，炒熟），当归身（二两，酒拌，晒干，炒），鸡腿白术（四两，人乳拌，晒干，炒黄），白芍（一两五钱，蜜酒拌，晒干，炒），白茯神（二两四钱），远志肉（去心，甘草煮透，晒干，一两五钱），怀牛膝（二两，酒拌，晒干），五味子（一两，捣碎），麦冬（去心，二两，用老米同拌，炒黄），肉桂（临煎去尽粗皮，八钱）。先用建莲子，去心、衣，二斤，入清水煎取头汁，二汁，去莲子，入前药，煎取头汁，二汁，滤去渣，慢火炼成极浓膏滋，入前药细末为丸。

按语： 人参大补元气，熟地黄滋补肾精，酸枣仁养心安神，当归养血行血，鸡腿白术健脾益气，白芍养血柔肝，白茯神宁心安神，远志肉安神益智，牛膝补益肝肾，麦冬养阴润肺，五味子敛肺滋肾。此方温补益气，五脏并滋，助后天之生发，气血之生长。此方上补君火，以生阳明胃土；下补相火，以补太阴脾土；既补火以生土，复补水以滋土，则土自得化育之功。若土为湿润之土，此土有用；若成燥裂之土，则为无用之土。在人为病，即燥涩膈噎。况心气既能下降，则肾阴自能上交，肺得清肃下输，金水相生不竭，肝血既充，肾阴愈足，木既向荣，土不受克，脏腑相生，精神自长，龙火既已下藏，阴精自能上奉。

20. 妊娠止呕方（原书无方名）

主治：妇人妊娠久吐。

组成：条实芩（一钱二分），麦冬（去心三钱），生地黄（三钱），广橘红（盐汤泡七分），白茯苓（一钱二分），生白芍（肥白一钱二分），知母（一钱二分），甘草（二分），白葛根（一钱），竹茹（二钱，用鲜淡竹刮去青，取向里黄皮）。加灯心草，水煎，温服。

按语： 条实芩清热安胎，麦冬、生地黄滋养胃阴，广橘红理气，白茯苓健脾，生白芍、知母养阴清热，甘草调和诸药，白葛根清疏胃热，竹茹、灯心草清热止呕、涤痰开郁，本方养阴清热止呕。因津滋燥涸，少阴虚火上浮，厥阴郁火上达，少阳伏火上乘而致妊娠呕吐，本方为救急治标之法。呕愈之后，仍当以六味加麦冬、阿胶为丸，久服调理，以治其本。

21. 新定（锦囊）催生保产万全汤

主治： 难产、横生、倒产。

组成：人参（三钱至五钱），当归（去芦，三钱），川芎（一钱），桃仁（十三粒，不去皮、尖，捣碎），干姜（炒焦黄，一钱），炙甘草（六分），牛膝梢（二钱），红花（酒炒，三分），肉桂（去皮，六分，冬天八分）。加胶枣一枚，水煎，食前温服。

按语： 人参、当归为君，培补气血，壮其主。桃仁、川芎、干姜、炙甘草、酒红花，温中而散其瘀滞。牛膝梢、肉桂温行导下，使无上逆冲心之患。不唯催生神效，产后更无瘀血凝滞；百病补而兼温则不滞，温而兼补则不崩；升少降多，则气得实而易下；阴而兼升，则瘀自去而新自归；补多泻少，邪去而元气无伤；苦少甘多，瘀逐而中和仍在。如产妇壮实，及无力服人参者，不用人参。

22. 加味太乙膏锦囊新制

主治： 一切肿毒已溃、未溃，跌打损伤，风湿气痛等病证。

组成：真麻油（二十四两，煎浓，零入乱发，以桃柳枝，不住手搅，令发熔化，再入蓖麻子煎枯），乱发（一大团，以黑润者，佳，零入油内煎化），蓖麻子（二百粒，去壳，捣碎，入油煎枯），以上煎至发化麻枯，入后药慢火熬之。大生地（四两，切片），黑玄参（三两），大黄（三两，切片），全当归（三两），赤芍（二两），白芷（二两），肉桂（二两，去尽粗皮，切碎），煎至药色枯黑，滤去渣，慢火熬浓，方入后四味收之，软硬得所，滴水成珠为度，夏天宜略老些，冬天宜略嫩些。

明松香（一斤，捣碎，入大葱管内，以线缚好，放碗内，隔汤蒸化，取出候冷，去葱研细，八两，先下，次下黄丹），真黄丹（二十两，其色黄者，为真，水飞，晒干，炒黑色，十两），滴乳香（箬上烘去油，研细，二两），真没药（二两，箬上焙去油，研细）。四味放入，成膏，藏瓷器中，旋用旋摊，神效。

按语： 大生地滋阴清热、凉血补血，黑玄参清热凉血、养阴生津，大黄凉血解毒，当归补血活血、调经止痛，赤芍清热凉血、活血散瘀，白芷消肿排脓，肉桂活血通经，明松香排脓拔毒、生肌止痛，真黄丹清热、排脓去腐，乳香、没药散血祛瘀，活血止血，消肿生肌，以活血消肿拔毒外出。冯兆张认为，古方因外贴内服，故未免其功不专，特定此方，专为外贴而设，其拔毒外治之功较前更胜。

23. 锦囊风气跌扑膏药神方

主治：跌扑损伤。

组成：男发（一大团），蓖麻子（去壳，二百粒），猪脂（熬油，二斤八两），麻油（八两，以上先熬，熬至发化，蓖麻子焦枯，再入后药），威灵仙（三两），熟地黄（二两），独活（一两五钱），金银花（二两），当归身（一两五钱），白芷（一两），川乌（六钱），肉桂（去皮，一两）。以上熬至药色焦枯，去渣，细绢滤过，慢火再熬，不住手搅，入后药收之。

乳香（一两，箬上炙，去油，研细），没药（一两，箬上炙，去油，研细），真黄丹（炒燥，罗细，八两），明松香（水煮三次，去水，熔化，入夏布滤过，净，六两），麝香（二分）。以上先将松香、黄丹下后，炼至软硬得所，滴水成珠，离火，再下乳、没、香三味，打匀，藏瓷器中，旋用旋摊。

按语： 威灵仙、独活通络止痛，熟地黄补血滋阴，当归身补血活血，金银花清热解毒、通经活络，白芷通窍止痛，川乌温经止痛，肉桂活血通经，明松香排脓拔毒、生肌止痛，真黄丹清热、排脓去腐，乳香、没药散血祛瘀、活血止血、消肿生肌，麝香活血散结、止痛消肿，全方补血活血、消肿止痛。

24. 锦囊新定消乳痈神效方

主治：乳痈。

组成：金银花（二两），蒲公英（一两），甘草节（三钱），没药（二钱），归尾（六钱）。水酒各三碗，煎一碗，食后服，渣再煎，绞汁服。

按语： 金银花、蒲公英、甘草节清热解毒散结，没药活血消肿，归尾活血止痛以清热解毒、活血消肿。全方共奏清热活血、消肿止痛之功。

25. 养心育脾和肝清肺滋肾补荣益卫膏滋丸

主治：心阴不足，肝血亏虚，脾气不健，肾精虚损，气血不足之证。

组成：炙嫩黄芪（四两，蜜水拌炒），当归身（三两，酒拌炒），酸枣仁（五两，炒熟临煎捣碎），熟地黄（六两，铜刀切片），鸡腿白术（四两，人乳拌透，晒干，炒黄），远志肉（二两，先用甘草煎取浓汁，去甘草入远志在内，煮去辣水，晒干用），制麦冬（三两，用炒黄老米同炒燥，去米），白芍药（二两四钱，蜜酒拌炒），杜仲（三两，酒拌炒），续断（三两，酒拌炒），明牛膝（三两，酒拌蒸，晒干，焙）。上用莲子二斤，去心、衣，清水煎汁三十余碗，去莲肉，入前药，煎取头二汁，滤去渣，熬浓膏，收入人参（五两，研极细末），白茯苓（三两，研极细末），茯神（三两，研极细末）。和前膏为丸。临睡白汤送下四钱，或大丸细嚼津液送下，或白汤化服。

按语： 炙嫩黄芪，同人参补气以为君，使阴从阳长；当归身，养血宜血，使荣分调和；酸枣仁，宁心益肝，兼养脾土；熟地黄，既滋天一真水，复润诸经燥槁；鸡腿白术，补脾元之中气；远志肉，宁养心神；制麦冬，补益脾肾；白芍药，佐当归以和肝荣，复佐白术以养脾阴；杜仲，补益筋骨；续断、熟地黄专补肾精，杜仲专补肾气，且调补于筋骨之间，续断专调理于骨节之内，相须并用，骨节经络之间，并受其益，用以为使；明牛膝，引诸药强壮下元，浊阴下降；莲子，清心而补心，健脾而固肾；人参，峻补元神；白茯苓、茯神，淡渗育脾，宁心守神，诸药共奏养荣益卫，五脏并滋，补先天之不足，助后天之发生，长养气血的功效。

26. 加味八味丸方

组成：熟地黄（一斤），怀山药（四两），牡丹皮（四两），白茯苓（三两），山茱肉（四两），泽泻（二两），五味子（二两），牛膝（三两），肉桂（一两五钱），制附子（一两五钱）。为末，用熟地黄捣烂入药，加炼蜜，杵好，集群手丸，晒干。

27. 煎方

组成：大熟地（一两），丹参（一钱五分），麦冬（三钱），生白芍（二钱），茯苓（一钱五分），丹皮（一钱五分），远志肉（一钱二分），牛膝（三钱），五味子（六分），水二盏，灯心十根，莲子十粒去心、衣，煎八分，温和服于八味丸后。

28. 膏滋丸方

主治：阴虚孤阳无敛而发的痫证。

组成：酸枣仁（四两），当归身（三两），怀熟地（八两），金石斛（二两），白芍药（三两），制麦冬（三两），牛膝（二两），制远志肉（二两），先以建莲肉一斤，去心衣，煎取浓汁三十余碗，去渣，入前药在内，煎取头汁，二汁去渣，熬成极浓膏滋，入后药收成大丸。拣人参三两，研极细，白茯神四两，研极细，白茯苓三两，研极细。以上收入前膏滋内，丸成大丸，每枚重四钱，下午食远，白汤化下一丸。

按语： 加味八味丸方、煎方、膏滋丸方，对阴虚孤阳无敛而发的痫证而设。通过滋补真阴，涵纳阳气，再辅以调补气血、养心清肺和肝，求本而治。

29. 溯源救肾汤

主治： 专治脾肾之阴不足所致产后诸症，如发热身痛，自汗恶食，头疼口干，恶寒恶热。

组成： 熟地黄（四钱），炒麦冬（一钱五分，去心，炒黄），白术（二钱），白芍药（酒炒，一钱），白茯苓（一钱二分），生杜仲（二钱），川续断（一钱五分），牛膝（二钱），姜炭（六分）。加灯心莲子，水煎食前温服。

如腹有微痛，加益母草一钱；如虚甚者，冲人参汤服。

按语： 熟地黄、白芍药滋补肝肾，炒麦冬滋阴润肺，白术、白茯苓健脾，生杜仲、川续断、牛膝滋养肝肾，姜炭散血中之郁热，灯心莲子清心降火，诸药共奏滋肾清热和脾润肺之功。此外，姜若至炒黑，则辛辣变为苦咸味，既能下行，黑又止血，辛热之性虽无，辛凉之性尚在，故能去血中之郁热而不寒，止吐血之妄行而不滞，较之别药徒以黑为能止血为事者，功胜十倍。但血热者少用，为向导而已。凡产后气血中气大虚，所生疾病莫不乘虚而得。冯兆张定此方壮水以及土金，从化源也。故名溯源救肾汤。

30. 加味生化汤

主治： 难产，产后腹痛甚而恶露不行。

组成： 当归（去芦三钱），川芎（一钱），桃仁（十三粒，不去皮、尖，捣），干姜（一钱），炒牛膝（二钱），炙甘草（六分），红花（三分，酒洗），肉桂（去皮，六分），产前催生加人参三钱，产后恶露减人参用。加枣一枚，水煎。

按语：生者，生其新也。化者，化其旧也。生化汤具有化瘀生新、养血活血、温经止痛的功效，而无寒凉伤里之害。加牛膝、红花、肉桂三味，其效尤甚，更可为催生之圣药，较于佛手散，为效既捷，且无产后恶露百病。

31. 十全补正汤

主治：凡心脾阳气不足，五脏气血并伤，自汗恶寒，身热腰背疼痛，感冒时气，似疟非疟，劳伤发热。

组成：人参（一钱五分），炙黄芪（二钱），酸枣仁（二钱，炒，研），当归（一钱二分，酒炒），白术（炒黄，二钱），白芍药（一钱二分，酒炒），白茯苓（一钱二分），生杜仲（二钱），川续断（一钱五分），牛膝（二钱），甜薄桂（八分），加大枣二枚，水煎服。

如心有浮热，再加灯心草；如阴虚甚者，加熟地黄；如有外感，去人参，加柴胡、生姜；如气滞，加木香少许；如咳嗽，去参、芪加炒麦冬；如右尺有力，去薄桂；如肺脉洪大，去黄芪。

按语：人参、炙黄芪、白术、白茯苓、大枣、甜薄桂，健脾益气温胃；酸枣仁、当归、白芍药，滋阴养血；生杜仲、川续断、牛膝，滋补肝肾，用于五脏均伤，有气血并补之效。倘有外邪乘虚而袭，正气得此补助之功，自能互相祛逐，而邪无可容之地。故名之十全补正汤。

冯兆张

后世影响

一、历代评价 🦢

（一）清代魏之琇的评价

清代魏之琇编撰的《续名医类案》，共选载冯兆张医案 58 例。其中，使用全真一气汤方者 25 例，占 43% 以上，分布在中风、麻木、寒热、疟、痢、痞、虚损、吐血、痿、痛痹、喘、舌、咽喉、小便不通、跌扑、小儿痘、瘖疹、风痫、发热、哮及梅疮等病证中。其中，原方应用全真一气汤者 13 例，加减应用全真一气汤 12 例，充分肯定其临床疗效。

魏之琇十分崇拜冯兆张及其医道。如《续名医类案·卷十·痞门》："冯治戚氏妇腹中有块作痛案，发则攻心欲死，上则不进食，下则泄泻无度，医药三百余剂不效；脉之六部沉细已极，右关尺似有似无，明系火衰土伤，肾家虚气上凌于心，脾土不能接纳奔豚，非温补不可；方用炒干熟地八钱、炒黄白术六钱、炮姜、熟附各二钱、五味子一钱，俾祖气有归，脏得其藏，肾乃纳而不出也，数剂而安。"魏之琇作按语："冯公此案，前人所未发，字字如良玉精金，后贤宜三复之。"

又如，《续名医类案·卷七·疟门》冯兆张治张子芳案，魏之琇评价其为"千古不传之秘"。再如，《续名医类案·卷十三·痿门》冯兆张治李主政案，魏之琇高度赞赏其"羽翼轩岐，诚在此等，余子纷纷不足数也"。连王孟英读至此处也深为感叹："冯氏最为玉横之所心折，故不觉所许过当也。"

魏之琇为何如此推崇冯兆张？许文忠教授在《魏玉璜组方思想再探》一文中认为，魏之琇一生倡导补肝，创"一贯煎"以峻补肝肾胃阴，又用"一气汤"重补脾肾之阳。在组方用药上，魏之琇与冯兆张有着强烈的互补，"一气汤"与"一贯煎"在书中的分布大多一致，呈相互呼应之势。因此，魏之琇在《续名医类案》一书中，选用大量冯兆张的病案，足见其对冯兆张的重视和推崇。

（二）清代陈修园的评价

清代陈修园重视汉唐之前医学，尊古薄今，对汉唐后医家颇有微词。其针对清代滥用温补成弊，措辞严厉地表达质疑的态度，但是十分认可全真一气汤在痘疹科取得了较好的疗效。

陈修园在《长沙歌括》中，称"全真一气汤，滋阴降火之神方"。即生脉散（方见寒剂）加熟地黄五七钱或一两、白术三钱，牛膝、附子各二钱。水煎服。又曰："此冯氏锦囊得意之方，无症不用，俱云神效。其实大言欺人，修园不信也。方以熟地滋肾水之干，麦冬、五味润肺金之燥，人参、白术补中宫土气，俾上能散津于肺，下能输精于肾。附子性温以补火，牛膝引火气下行，不为食气之壮火，而为生气之少火。从桂附地黄丸套来，与景岳镇阴煎同意。然驳杂浅陋，不可以治大病。惟痘科之逆症相宜，以诸药皆多液之品，添浆最速也。"

（三）《续修四库全书提要》的评价

《续修四库全书提要》："自李杲、朱震亨提倡补脾、滋阴，各有心得，薛己承其流而扬其波，以温补得名；赵献可更以补肾为治病总纲，遇对症固能收效，而流弊孔多，徐氏大椿作《医贯》痛斥献可，其风始杀。兆张老于医事，在清初赵说盛行之时，亦沾沾以此义相标榜，虽博时名，其书究不为识者所重，即在于此。至其论证甚详，女科、痘科皆称完备，其中固有可取，是在分别观之耳。"从这段文字中，可以看到冯兆张在当时的医学界还是有一定名望的，也曾引发同仁关注。《续修四库全书提要》对其在妇科、痘科的成绩也是予以肯定的，评价较为公允。

总之，温补学说自薛己针对寒凉时弊提出，张介宾、赵献可加以完善，其影响是具有时代意义的。由于生长的地域和年代以及诊病的群体，使得冯兆张接受并丰富了温补理论，并切实运用于临床而表现出明显的学术倾向。虽历代评价褒贬不一，结合历史背景，予以综合判断，是客观的做法。

二. 学派传承

冯兆张作为温补学派后期的传承者，没有机会接受温补派先贤的当面指导。但其著作所论，可以反映出其学习和继承温补思想的经历。

《冯氏锦囊秘录》是汇编古代医书精华而著成的。其中包括《薛氏十六种》《赵氏医贯》。全书引用大量温补医家的观点。如《冯氏锦囊秘录杂证大小合参·卷二十》："立斋所谓气血虚而变现诸症，莫可名状，盖气血旺则长养，精神虚则变生别症。可见百病之来，皆由虚名。"其论疾病多认为来源于气血不足，故以虚立论。如《冯氏锦囊秘录女科精要·卷十八·产后杂病门》："薛立斋曰：'新产妇人，阴血暴亡、阳无所附，而外热也，宜四物加炮姜，补阴以配阳。若误服寒凉克削之剂而外热者，此为寒气格阳于外也，宜四君子加姜、桂，不应，急加附子。若肌肤发热，面赤大渴引饮者，此血脱发燥也，当归补血汤。'又曰：'产后虚烦发热，乃阳随阴散，气血俱虚，故恶寒发热，若误作火证，投以凉剂，祸在反掌。'"可见其主张治疗产后出血用温药。书中有"评赵氏医贯"一文，支持赵献可从"尊生立命"出发，以命门为主的观点，认为心为君主，而肾为之根，二者休戚相关。还有，赵献可治疗胎动不安的经验："赵养葵曰：'或问白术、黄芩，安胎之圣药，胎前必不可缺乎？'曰：'未尽然也。胎荪之系于肾，犹钟之系于梁，栋柱不固，栋梁必挠，所以安胎先固两肾，使肾中和暖，始脾有生气，何必定以白术、黄芩为安胎耶？凡腹中有热，胎不安者，宜用凉药。然腹中有寒，胎亦不安，必用温药，此常法也。况两肾中具水火之原，为冲任之根，而胎元之所系甚要，非白术、黄芩之所安也。如肾中无水，胎不安者，用六味地黄壮水，肾中无火者，用八味地黄益火。调经当用杜仲、续断、阿胶、艾叶、当归、五味，出入于六味、八味汤中为捷径，总之一以贯之也。'诸书之所不及，余特表而出之，此赵氏之创论也。"（《冯氏锦囊秘录女科精要·卷十七·受胎总论》）。先贤的诸论，影响着冯兆张学术思想的形成。

温补思想乃至温补学派，为薛己首倡，张介宾、赵献可加以丰富和发展，在明清时期学术影响深远，目前作为中医学的组成部分，在临床上发挥重要作用。

此外，跟随冯兆张学习的门人和家人，在著作编写过程中参与校对，因而有迹可循。门人：罗如桂丹臣、孙显达惟良、王崇志慎初、王士增允能、谢立相帝臣、陈成斌质庵、沈世绪等七人。男：乾元龙田、乾亨礼斋、乾正立斋、乾贞干臣、乾吉佑民、乾德进修、乾泰坦公七人。侄：谦益恭存一人。孙：大业功垂、大任天臣、人章国英、大成用彰四人。婿孙：昌绪龙媒一人。其子乾元，继其业。其侄谦益恭存精于医术，世称国手，影响较大。

三、后世发挥

（一）张锡纯效法冯兆张重用熟地黄治疗脱证

张锡纯，近代中医名家，主张衷中参西；遵父命学习医学，上自《黄帝内经》《伤寒杂病论》，下至历代各家之说，无不披览，悉心汲取前人学术经验。其中，冯兆张治疗脱证，善用八味地黄丸重用熟地黄的经验，给张锡纯临床治疗脱证带来启示。如《医学衷中参西录》中记载："又尝于一日之中用熟地斤许，治外感大病之后，忽然喘逆，脉散乱欲脱之险证（此证当用后来复汤，彼时其方未拟出，惟知用熟地亦幸成功，是知冯楚瞻谓熟地能大补肾中元气诚有所试也）。"这段论述，是张锡纯阐述面对外感后出现气息喘促、脉象散乱无根的危重病人，使用大剂量熟地补益肾中元气而获效的案例。其以此证实冯兆张临床经验的价值。基于对病机的准确把握，张锡纯自创来复汤，重用山萸肉，以加强固脱的作用。

（二）章次公用全真一气汤治湿温后期病证

近代章次公，精研医学经典及诸家学说，在学术上博采众长，而无门户之见。其治疗时病时多用温补之法，如《章次公医术经验集》曰："次公临证三十年，治时病，多有开手即用温补者，证随药转，由阴入阳，立即给予犀角地黄汤、白虎汤之类，阴阳并虚，即予全真一气汤之类。且处方早晚不同、昨今各异者，不一而足。"张仲景长于扶阳，温热家长于滋阴，但温病后期，每多阴阳两虚之证，在治法上便当兼顾。章次公治湿温后期阴阳两虚之证，每采用《冯氏锦囊秘录》的全真一气汤（熟地黄、麦冬、白术、牛膝、五味子、制附子、人参），以其温阳而无升浮之弊，育阴而有化气之功，达到阴阳并补。全真一气汤，是章次公治疗热病后期阴阳两虚证的重要方剂。

四、海外流传

清朝初期虽实行闭关锁国及海禁政策，但在浙江仍开设了温州、宁波、杭州、海盐 4 个市舶司口岸，与境外国家进行贸易，这为浙江与海外一些国家进行医药交流提供了方便，曾一度出现了较为繁盛的景象。例如：

越南著名医生黎有卓，著有《海上医宗心领》（66 卷）。该书对中国古典医籍《黄帝内经》和冯兆张所著《冯氏锦囊秘录》可谓推崇备至。但对于外感病，则认为越南因地处南方而与中国不同，针对《伤寒杂病论》中治疗外感风寒的麻黄汤、桂枝汤类代表方剂，书中写有"论我岭南麻黄、桂枝汤绝不可用"一章，可见其对中医经典所论不是盲目照搬，而是根据本地的气候特点有所取舍。这部书在越南影响很大，黎有卓被尊为越南的医圣。清道光三十年（1850），越南效仿我国建"先医庙"，供奉中国历代名医，特别崇拜冯兆张。中医药在越南很受欢迎，当地称华侨医生为"东医"，越南本民族私相传授的医生则称为"南医"。越南国家图书馆藏有道光壬寅年福文堂重修版的《冯氏锦囊秘录》。

综上所述，冯兆张少习国学，后转儒学医，勤求博采，勇于实践，医术高超，医德仁厚。其在学术上继承明代薛立斋的温补思想，推崇赵献可的命门理论，是温补学派的代表人物之一。其强调脾胃和肾命阳气对生命的主宰作用，娴熟运用以温养补虚为主的治疗方法，并逐步形成了自己的风格。冯兆张广泛研读古医书，且兼收并蓄，奠定了扎实的理论基础。其重视命门水火，以水火为生命之本。其主张"大小合参"，认为小儿多因后天致病，成人常因先天受疴，应究其原，两相合参。其重视温补，无论外感、内伤，运用扶正祛邪法可谓得心应手；其于杂病、儿科、妇科、外科广泛涉猎，在系统论述的基础上，突出重视元气的观点。在其《冯氏锦囊秘录杂证大小合参·卷二十》所载医案中，八味地黄丸应用广泛而灵活，全真一气汤加减化裁治疗危证重证及复杂疑难病证，可谓效如桴鼓。《冯氏锦囊秘录杂证痘疹药性主治合参》中，论述了诸种药物在杂证和痘疹中的应用，以及对部分药物运用的独特体会。冯兆张学术观点鲜明，临床实践经验丰富，临床疗效十分显著，称得上是中医学术大家，亦是中医临床名家。其所著《冯氏锦囊秘录》，不仅对前人的成果进行系统总结和归纳，还将自己独特的见解加以充分的展示，为中医学术的发展作出了杰出的贡献。

冯兆张

参考文献

一、著作类

［1］田思胜．明清名医全书大成·冯兆张医学全书［M］．北京：中国中医药出版社，1999.

［2］魏之琇．续名医类案［M］．北京：人民卫生出版社，1982.

［3］林慧光．陈修园医学全书［M］．北京：中国中医药出版社，1999.

［4］张锡纯．医学衷中参西录［M］．石家庄：河北人民出版社，1980.

［5］朱良春．章次公医学经验集［M］．长沙：湖南科学技术出版社，2002.

［6］刘时觉．浙江医籍考［M］．北京：人民出版社，2008.

二、论文类

［1］游建熙．全真一气汤的研讨［J］．中医杂志，1963，4：10-12.

［2］彭履详．论全真一气汤的证治［J］．成都中医学院学报，1980，8（4）：28-30.

［3］俞景茂．用全真一气汤治疗慢性气管炎的体会［J］．陕西中医，1981，2（4）：25-26.

［4］李齐黔．全真一气汤的临床运用［J］．福建中医学院学报，1993，3（1）：28-29.

［5］陈世业．全真一气汤治中医急症二则［J］．四川中医，1993，7：24.

［6］夏学传．全真一气汤探析［J］．安徽中医学院学报，1999，18（5）：21-22.

［7］陈和亮．阳痿发病论［J］．陕西中医函授，2002，2：8-11.

［8］许文忠．魏玉璜组方思想再探［J］．北京中医药大学学报，2003，26（5）：

7-8.

［9］张志敏.全真一气汤治疗慢性阻塞性肺气肿 78 例［J］.江西中医药，
　　2005，36（7）：27-28.

［10］张志敏.全真一气汤配合西药治疗顽固性心力衰竭疗效观察［J］.中
　　　国中医急症，2005，14（8）：714-767.

［11］唐瑜之.析痰饮水湿异同及其临床意义［J］.光明中医，2006，21（5）：
　　　9-11.

［12］孙洪生.不寐病证的文献研究与学术源流探讨［D］.北京：北京中医
　　　药大学，2006.

［13］冯丽梅.我国医学流派时空变迁分析［J］.陕西中医，2007，28（3）：
　　　311-313.

［14］王丽萍.全真一气汤治疗冠心病慢性心衰心肾阳虚证的临床研究［D］.
　　　长沙：湖南中医药大学，2008.

［15］陈蕾蕾.浅析刘完素"三焦呕吐"论［J］.江苏中医药，2008，
　　　40（11）：17-18.

［16］袁久林，邸若虹，鲍健欣.冯兆张治学思想探析［J］.江苏中医药，
　　　2008，40（11）：32-34.

［17］陈蕾蕾.呕吐病证的古今文献研究与学术源流探讨［D］.北京：北京
　　　中医药大学，2009.

［18］叶霈智.全真一气汤治疗癌性发热体会.2009 年首届全国中西医肿瘤
　　　博士及中青年医师论坛.178-179.

［19］袁久林，汤晓龙，邸若虹.冯兆张用药特色探析［J］.时珍国医国药，
　　　2009，20（4）：813.

［20］朱汉平.全真一气汤治疗慢性阻塞性肺疾病急性加重期 36 例［J］.中
　　　国中医急症，2011，20（1）：124-125.

［21］李大治.全真一气汤联合西药治疗慢性阻塞性肺疾病肾不纳气证38例［J］.福建中医药，2011，42（1）：20–21.

［22］王瑜雯.全真一气汤临床应用举隅［J］.北方药学，2012，9（5）：19.

［23］董立均.全真一气汤在五官科的应用［J］.中国保健营养（中旬刊），2012，8：297.

［24］陈莹.全真一气汤合并失笑散治疗冠心病稳定型心绞痛气阴两虚兼血瘀证的临床观察［D］.哈尔滨：黑龙江中医药大学，2012.

［25］周伟民，胡冬裴.中医学对越南传统医学的影响——兼论越南传统医学的医家医著现状［J］.海外中医，2013，2：53–56.

汉晋唐医家（6名）

张仲景　王叔和　皇甫谧　杨上善　孙思邈　王　冰

宋金元医家（19名）

钱　乙　刘　昉　陈无择　许叔微　陈自明　严用和
刘完素　张元素　张从正　成无己　李东垣　杨士瀛
王好古　罗天益　王　珪　危亦林　朱丹溪　滑　寿
王　履

明代医家（24名）

楼　英　戴思恭　刘　纯　虞　抟　王　纶　汪　机
薛　己　万密斋　周慎斋　李时珍　徐春甫　马　莳
龚廷贤　缪希雍　武之望　李　梴　杨继洲　孙一奎
吴　崑　陈实功　王肯堂　张景岳　吴有性　李中梓

清代医家（46名）

喻　昌　傅　山　柯　琴　张志聪　李用粹　汪　昂
张　璐　陈士铎　高士宗　冯兆张　吴　澄　叶天士
程国彭　薛　雪　尤在泾　何梦瑶　徐灵胎　黄庭镜
黄元御　沈金鳌　赵学敏　黄宫绣　郑梅涧　顾世澄
王洪绪　俞根初　陈修园　高秉钧　吴鞠通　王清任
林珮琴　邹　澍　王旭高　章虚谷　费伯雄　吴师机
王孟英　陆懋修　马培之　郑钦安　雷　丰　张聿青
柳宝诒　石寿棠　唐容川　周学海

民国医家（7名）

张锡纯　何廉臣　陈伯坛　丁甘仁　曹颖甫　张山雷
恽铁樵